JN056706

# 急性腹症の歴史

## ——腹部外科の成り立ち

# 急性腹症の歴史——腹部外科の成り立ち　目次

# 凡　例

・引用文中の（　）は引用元の付記、［　］は筆者の付記である。
・本文中で肩に数字を付した語句については、各章の最後に文献と註を付記した。
・外国人の人名は、慣用的なカナ表記を用いた。巻末の人名索引にフルネームの原綴と生没年を表記した。

# 急性腹症の歴史——腹部外科の成り立ち

# はじめに

急性腹症という病名は、耳慣れないかもしれないが、国語辞典にも載っている。たとえば、『日本国語大辞典』第二版［二〇〇一年］は、急性腹症を「急に起こる激しい腹痛を主症状とし、緊急の開腹手術を必要とする腹部疾患の総称」と説明している。このような説明から、急性腹症は「緊急手術が必要な急性腹痛」とみなされていることが多い。しかし、緊急手術が必要な頭痛や胸痛を急性頭症や急性胸症と呼んだりはしない。急性腹症と総称される病気には、緊急手術が必要な腹痛であること以外に、ひとまとめにされる理由がある。

二〇一五年に出版された[1]『急性腹症診療ガイドライン二〇一五』という本の第三章「急性腹症の定義」の冒頭に、「急性腹症とは、発症一週間以内の急性発症で、手術などの迅速な対応が必要な腹部（胸部等も含む）疾患である」と定義されている。しかし、この定義も十分ではない。というのは、このすぐ後には、次のような解説が続いているからである。

急性腹症の明確な定義はなく、急激に発症した腹痛の中で緊急手術を含む迅速な対応を要する腹部疾患群を急性腹症と呼ぶ。……急性発症の腹痛には病態の解釈が困難なことがあり、診断が得られないまま緊急に対応する必要が生じる場合もあることから、急性腹症という概念が導入されている。

つまり、急性腹症という病名には、概念はあるが、明確な定義はないということである。実際、前述の定義は急性腹症の定義としては不十分である。たとえば、腹部を深く刃物で刺された場合、緊急の開腹手術が必要である。したがって、これは「急性発症」で、「手術などの迅速な対応が必要な腹部疾患」である。しかし、腹部の深い刺し傷を急性腹症とはいわない。その理由は、手術する前に、「腹部の内臓損傷」という診断が得られているからである。

『ガイドライン』の解説から分かるように、急性腹症の概念には「診断が得られないまま緊急に対応する必要」のある病気ということがある。急性の腹痛には原因の診断が困難なものが多い。どんな病気が原因なのか、すぐには診断できない。診断に手間取っていると、病状が悪化し、患者が死んでしまう。こうした最悪の事態を避けるには、治療を急がなければならない。開腹すれば、病気の診断がすぐに得られ、その場で手術治療を行うこともできる。そのような病気に注意を促すため、急性腹症という病名がつくられたと考えられる。

病気の診断が得られないまま行う開腹手術、あるいは腹腔内を直接見て診断するために行う開腹手術を「試験開腹術」という。悪く言い換えれば、これは「当てずっぽう」の手術である。それゆえ、開腹しても、求めている病気が必ずみつかるとは限らない。それどころか、当てが外れて開腹手術を必要としない病気であることが判明したり、開腹手術を行ったために病状が悪化したり患者が死亡したりするようなことさえ起こり得る。そう考えると、そんな危険のある手術が、なぜ急性腹症という病気として容認されるようになったのか、急性腹症という概念はどのようにして生まれたのかという疑問が湧き上がる。

急性腹症の概念が生まれた経緯を知るには、急性腹症の歴史を調べなければならない。急性腹症はかつて「イレウス」という病名で呼ばれていたそうなので、イレウスの歴史についても調べる必要がある。一般にイレウスは腸閉塞の別称とみなされている。しかし、日本では最近いつからか、イレウスと腸閉塞は異なる病態といわれ、イレウスの概念が混乱している。この混乱を整理するためにも、イレウスの歴史について調べなければならない。

本書の第一章では急性腹症の定義、第二章と第三章ではイレウスの歴史について述べる。第四章から第七章までは開腹手術の誕生から試験開腹術の容認までの歴史、つまり腹部外科の初期史について説明する。急性腹症の代表として、第八章で腸重積、第九章で急性虫垂炎の歴史について述べ、最後に第一〇章で現在の急性腹症の概念について考察する。

---

(1)急性腹症診療ガイドライン出版委員会編集『急性腹症診療ガイドライン二〇一五』第三章、医学書院、二〇一

五。編集の委員会は四学会から成る。日本医学放射線学会、日本プライマリ・ケア連合学会、日本産婦人科学会、日本血管外科学会である。このガイドラインは https://minds.jcqhc.or.jp >1 med > med0214 で閲覧できる。

# 第一章　急性腹症という用語

かつて、筆者は小児外科医だったので、乳幼児に多い腸重積[1]という病気の歴史に関心があった。腸重積は急性腹症のひとつなので、急性腹症の歴史にも興味をもつようになった。

急性腹症に定義はないといわれており、定説はなかったが、急性腹症の概念とされるものはあった。概念はあるにもかかわらず、定義がないのはなぜなのか、不思議に思った。そこで、急性腹症という用語を誰がいつつくったのか、調べることにした。用語をつくった人はその用語の定義や概念を説明していることが多いからである。

調べてみると、急性腹症という用語はイギリスの外科医ザカリー・コープがつくったというのが定説だった。しかし、コープが急性腹症という用語をいつ用いたのかに関する情報はなかった。コープはロンドンの聖マリア病院の外科医で、第一次世界大戦のとき中東に派遣され、当地で消化不良に関する外科的な観察を行った。そのとき急性腹部疾患の診療、とくに関連痛に関心をもち、終戦後の一九二一年に有名な[2]『急性腹症の早期診断』を著した。この本が急性腹症という用語の初出文献なのだろうかと考えたが、確認することはできなかった。

この本は評判がよく、一九二一年の初版から少しずつ書き換えられ、一九七四年にコープが亡くなるまでに一四版も重ねている。コープが死去した後も版を重ね、急性腹症の診療のバイブルになっている。筆者がはじめて見た『急性腹症の早期診断』は一九七二年の第一四版だが、この版にも定義は書かれていなかった。かなり後になって、一九二七年の第四版を入手したが、これにも定義は書かれていなかった。初版を見ることはできなかった。しかし、この本はきわめて実践的な本であることが分かったので、初版にも用語の定義は書かれていないのではないかと考えられた。コープはほかの著書に定義を書いているかもしれないが、急性腹症という用語をつくったのはコープではないかもしれないと考えるようになった。

急性腹症という用語が生まれたのはそれほど昔ではないはずである。急性腹症には開腹手術が必要だが、開腹手術が発展したのは一九世紀の後半だからである。そこで、一九二一年より古い医学雑誌から、急性腹症という用語を用いている論文を探すことにした。おもな医学雑誌は毎年最終号の巻末に事項索引がある。それに、一九世紀に発行されていた医学雑誌はそれほど多くない。それゆえ、目的の論文は簡単にみつけられるかもしれないと考えた。

急性腹症の原語はドイツ語やフランス語ではないと考え、まず英語の医学雑誌を調べた。イギリス人のコープの造語と考えられていたので、その原語は英語の acute abdomen であり、もっぱら英語圏で使われていたのだろうと推測したからである。

目的の論文は意外に早くみつかった。最初に調査した『ランセット』誌の一九〇六年版にイギリスの外科医ウィリアム・ヘンリー・バトルによる「急性腹症に関する三つの臨床講義」と題する論文[3]があったからである。さらに、バトルの論文はドイツの医学雑誌で、akute Abdomen ではなく、akute Erkrankung des Abdomen というドイツ語で紹介されていた。[4]これにより、急性腹症という用語の原語はドイツ語ではないという推測が裏付けられた。

その後、ほかの医学雑誌も調べたが、バトルのものより古い論文はなかった。もちろん、これだけではバトルが急性腹症という用語をつくったと断定はできない。しかし、この用語の作者を探した目的は急性腹症の定義を知ることである。バトルの論文には急性腹症の定義が書かれているかもしれないので、この論文の内容を調べることにした。

## 1．バトルによる急性腹症の概念

バトルは一八七七年に聖トーマス医学校を卒業して以来ずっと聖トーマス病院に務め、一九二五年に引退した後も顧問外科医として同病院に奉仕した。頭部外傷と腹部外科を研究し、頭蓋底骨折による耳後部皮下出血［バトル徴候］と、急性虫垂炎の傍腹直筋切開［バトル切開］に名前を残している。『ランセット』誌の編集委員を長く務め、多くの論文を寄稿した。

急性腹症に関するバトルの論文は四回の連載だが、表題が「急性腹症に関する三つの臨床講義」となっているので、当初は三回で完結する予定だったと思われる。第一講は概説と急性虫垂炎の症例報告、第二講は消化管穿孔の説明と症例報告、第三講は大腸穿孔と腸閉塞の説明および症例報告である。第四講は卵管蓄膿腫と子宮外妊娠の説明および症例報告である。一九一一年にバトルはこれらの論文に加筆して[5]『急性腹症に関する臨床講義』を出版したが、この本は一九一四年に第二版が出版されるほど人気を博した。

## (1) 急性腹症は急性腹部疾患の短縮語

バトルの臨床講義の第一講は、次のようにはじまっている[傍点は筆者]。

かつて、私たちが急性腹部疾患の患者にできることは、剖検室まで付き添うことだった。なぜなら、患者のほとんどが剖検室に送られたからである。[病理解剖によって]急性腹症のさまざまな原因に関する知識が増えたことで局所的な徴候や症状の意味を正確に推測できるようになり、比較的最近のことだが、満足できる手術技術を身に付けたことにより、発病して死刑を宣告されていた多くの人々を救えるようになった。

この記述から、「急性腹症」は「急性腹部疾患 acute abdominal diseases」の短縮語として使われていたと理解してよいと思う。

しかし、バトルによれば、「急性腹症」は「急性腹部疾患」の単なる短縮語ではなく特別な概念のある病名である。つまり、腹部の急性疾患という広い意味ではなく、もっと狭い意味の病名である。

というのは、次の文を引用し、この引用文から「急性腹症の概念」が分かると述べているからである。引用元は、一九〇四年にバトルが聖トーマス病院の同僚エドレッド・モス・コーナーと共著で出版した『虫垂疾患の手術と合併症』[6]である。バトルによると、「急性腹症」の概念は、初期症状を見過ごされたときの次のような症候だという。

モルヒネは病人の本当の症状を隠してしまうので有害である。モルヒネが投与されていなければ、顔はほとんどいつも不安そうに見える。脈拍は早くなり、呼吸は通常よりわずかに早くて浅く、呼吸運動はおもに胸郭呼吸である。腹部はとくに注目すべきで、膨満し、多かれ少なかれ排便はなく、触診で痛みがあり、打診でも痛むことがある。脇腹の濁音界が体位によって変化する腹水の徴候をしばしば認める。嘔吐はほぼつねにあり、発症後に少し収まるが、やがて苦痛なほどひどくなる。舌苔は必ずあり、呼気は悪臭を放つことが多い。排便も排ガスもほとんどない。発作が起きたときは、悪臭のある下痢を伴うことが多い。軟便のこともあるが、これは「膿性下痢」と呼ばれる末期の症状かもしれない。しかし、腫瘍、腸捻転、索状物、一カ所か数カ所の腸管麻痺など、腸内容の通過障害が必ずある。直腸指診は必ず行うべきだが、ほとんどは異常を認めない。尿量は少ないことが多く、最初は正常な尿で、後で蛋白尿が出ることがあるが、血尿が出ることはめったにない。

この引用文は、どんな腹部疾患にもある終末期の症候の羅列にすぎない。何が急性腹症の概念なのか分からない。この引用文から受ける印象は、すぐに手術しなければ、患者が必ず死亡する「恐ろしい病気」ということである。しかし、バトルの真意は、怖がらせることではなく、急性腹症の恐さを強調することにより、今では早期に開腹手術を行えば救命できるようになったという主張を際立たせることにあったのだと思われる。

## (2) 急性腹症の分類

どんな疾患が急性腹症なのかについて、バトルは一九〇〇年から一九〇二年までの三年間に聖トーマス病院で急性腹症と診断された四五六例を次のように分類している。

| | |
|---|---|
| 虫垂炎とその合併症 | 三七% |
| 腸閉塞(腸重積を除く) | 二四% |
| 腸重積 | 一六% |
| 消化管穿孔 | 一一% |
| 骨盤婦人科疾患 | 六% |
| 腹腔内膿瘍(虫垂炎を除く) | 三% |
| その他 | 三% |

この統計では虫垂炎がもっとも多く、バトルは急性腹症では「虫垂の果たす役割が非常に重要」であると述べた。また、患者は虫垂炎の手術を拒否したり、内科医も手遅れの状態で外科に援助を求めてくるので、対応を誤ると致命的になることが多いと述べている。すなわち、バトルの論文の主旨は、虫垂炎を含む急性腹症に早期手術を勧めることだが、とくに虫垂炎の手術が遅れるのを防ぐことにあったと考えられる。

バトルの時代には、虫垂炎の早期診断が難しかったのはもちろんだが、患者や主治医に早期手術を受け入れさせることのほうが困難だった。バトルは「緊急手術が絶対必要なときに迷わず断言できるように、この病気のさまざまな側面を認識することに熟練すべきである」と述べている。しかし、手術する前に診断を確定できなくても、虫垂炎には早期手術が必要だという考えだった。この手術は試験開腹術である。試験開腹術という言葉は使っていないが、バトルの考えていた急性腹症の概念は「試験開腹術が必要な病気」だったといえる。

### (3) 腹痛と急性腹症の関係

腹痛について、バトルは次のように述べている。

腹膜の急性病変や重篤な病変の初期段階では、「ペリトニズム」の症状が見られる。つまり、患者はショック、局所的な腹痛、嘔吐に苦しむ。次に、ショックからの回復、[細菌の] 侵入との戦い、侵入の拡大防止に、個人の力がすべて使われる期間には、さまざまな長さがある。腹膜炎はすぐにはじまり、炎症が拡大し、侵入する細菌の大群によって生成された毒素が吸収されるにつれ、ほかの症状が追加されるのだろう。……突然の腹痛、ショック、嘔吐という病歴が注目されるようになった症例で、とくに注意すべき症候は何かと考えるのは当然だろう。しかし、本当に必要なのは、手術が必要な状態にあることを指摘するのに役立つ症状を教えることだと思う。それは患者の福祉を考えると無視できない症状である。

ペリトニズムとは、一八七六年にフランスの医師ギュブラーがあらゆる急性腹部疾患の初期に共通する腹膜刺激症状に似た症候群に与えた用語である。[7] ペリトニズムは、一八九四年にイギリスの外科医フレデリック・トレヴズがこの用語を用いたことによって注目された。[8] トレヴズは、ショック、局所的な腹痛、嘔吐の三つをペリトニズムの三大症状とみなし、急性腹部疾患で腹膜炎が起こる前の初期には内臓の炎症などが神経反射によってペリトニズムの症状を起こすと考えた。腹痛は初期のペリトニズムでは局所的だが、病気が進行すると腹膜に炎症が広がって腹痛は局所的ではなくなる。急性虫垂炎における右下腹部痛がよい例である。

この引用文から分かるように、バトルにとって腹痛はペリトニズムのひとつにすぎない。それゆえ、バトルが急性腹症を造語したという考えが正しければ、急性腹症の初期症状はペリトニズムの三大症状、つまり突然の腹痛、ショック、嘔吐の三つであり、「突然の腹痛」だけを急性腹症のおもな初期症状とするのは後世の考えということになる。

バトルはこの引用文の後、前述した「急性腹症の概念」に注意しなさいと続けている。つまり、医師が注意すべきことはペリトニズムと呼ばれる症候群であり、末期症状が現れないうちに手術するように勧めることが大切だというのである。


以上がバトルの「臨床講義」第一講で説明された急性腹症の概念で、第一講の残りと第二講以降では急性腹症の具体的な症例が紹介されているだけである。

このように、『ランセット』誌に連載されたバトルの四つの論文に、急性腹症の定義はまったく書かれていない。したがって、バトルが急性腹症という用語をつくったという確証は得られなかった。というより、バトルがこの用語を最初に用いた文献は、一九〇六年の論文「急性腹症に関する臨床講義」ではない可能性があった。この論文が『虫垂疾患の手術と合併症』という本から「急性腹症の概念」を引用していたからである。

## 2．バトルとコーナーの共著『虫垂疾患の手術と合併症』

一九〇四年にバトルとコーナーが共著で出版した『虫垂疾患の手術と合併症』という本の目次は**表1**のようになっている。

**表１『虫垂疾患の手術と合併症』の目次**

第１章：虫垂疾患の歴史と手術治療—虫垂の解剖、巨視的解剖と微視的解剖；腹膜窩；腹壁と虫垂との関係—生理—発生

第２章：病因：病理学：慢性、急性（非化膿性；局所化膿を伴う、腹膜炎を伴う）—結石の構造および形成—白血球増加症、細菌学

第３章：非化膿性虫垂炎：急性、慢性：症状、診断、治療—ねじれによる虫垂炎—虫垂疝痛

第４章：静止期に虫垂を切除するためのさまざまな手術法［間欠期虫垂切除術］

第５章：虫垂炎の合併症—限局性膿瘍；虫垂膿瘍、盲腸周囲膿瘍

第６章：播種性腹膜炎を伴う虫垂炎—個々の症状の価値

第７章：瀰漫性腹膜炎の治療

第８章：外科的治療を必要とする急性腹部疾患の診断

第９章：腸重積—まれな虫垂疾患—良性腫瘍。肉腫—癌腫—放線菌症—結核

第10章：虫垂炎の合併症（続き）：横隔膜下などの二次膿瘍—膿胸などの肺疾患—心疾患と腎疾患—静脈血栓—出血—右腸骨窩の慢性蜂巣炎—腸筋炎と腰筋炎

第11章：虫垂炎の合併症（続き）—骨盤腔の合併症：卵管炎、卵管膿腫、妊娠—腸閉塞—瘻孔（外瘻と内瘻）—虫垂とヘルニアの関係—毒素の効果—心気症と神経衰弱—リウマチと痛風—梅毒と淋病—虫垂炎と腸チフス、腸チフスと糞性潰瘍

第12章：生命保険の選択

第一章は、虫垂疾患と手術治療の簡単な歴史からはじめ、虫垂の巨視的・微視的な解剖、生理、隣接臓器や腹壁との関係を説明している。第二章と第三章には全巻二〇八頁のうち四〇頁が当てられているので、虫垂疾患の病理と診断・治療が本書の中心であることが分かる。第四、六、七章は実例を紹介しながら治療を説明し、第五、一〇、一一章は虫垂炎の合併症、第一二章は生命保険との関係を説明している。第八章と第九章だけが虫垂炎以外の急性腹部疾患を扱っている。

第八章は一九〇四年にバトルとコーナーの共著で発表した論文「外科治療を必要とする急性腹部疾患の鑑別診断」[9]とほぼ同じ内容で、急性腹症という用語が八回も用いられていた。それゆえ、バトルが急性腹症という用語を用いたのは一九〇四年が最初と考えられる。

急性腹症という用語は、第八章にだけ用いられ、ほかの章には使われていなかった。急性腹症の定義はどこにも書かれていなかったので、バトルは急性腹症という用語をつくったが、この用語を定義しなかったと最終的に結論した。

急性腹部疾患という言葉は、第八章で六回、序文と第三章と第五章で一回ずつ使われていた。これらを急性腹症と言い換えても違和感はなかった。逆に、第八章の急性腹症という用語を急性腹部疾患という言葉で置き換えても、論旨に不都合はなかった。つまり、バトルが急性腹症という用語を用いなければならない必然性はまったく感じられなかった。

では、なぜバトルは急性腹症という用語を使ったのだろうか。その理由については推測するほかはない。筆者の考えでは、一九〇二年にイギリス国王のエドワード七世が急性虫垂炎の手術を受けたことが深く関わっていると思う。

## 3. エドワード七世の急性虫垂炎

一九世紀末、腸重積などの腸閉塞、消化性潰瘍の穿孔、子宮外妊娠などでは、早期の開腹手術が行われはじめていた。虫垂炎については、第九章で述べるように、アメリカでは早期手術が行われた。しかし、ヨーロッパ諸国では内科治療が主流で、腹腔内の膿瘍が確認できなければ虫垂炎の手術は許されなかった。そういう時期にイギリス国王が急性虫垂炎になった。

### (1) エドワード七世の病歴

一九〇一年一月二二日にヴィクトリア女王が崩御し、エドワード七世は五九歳で即位した。一年間の喪に服した後、一九〇二年六月二六日に戴冠式が予定されたが、予定日の二日前にエドワード七世は虫垂炎の手術を受けた。虫垂炎を発症してから手術を受けるまでの一二日間は、イギリス医師会雑誌［BMJ］と『ランセット』誌の記事から次のようにまとめられる。[10]

六月一三日(金)、長時間の執務の後、エドワード七世は強い倦怠感に襲われた。

六月一四日(土)、王は朝から下腹部に不快感があったが、軍楽隊行進式に臨むため、ロンドンから南西六〇キロメートルにあるアルダーショットに移動した。夕食後に発熱し、下腹部痛と腹部膨満感がひどくなった。

六月一五日（日）午前五時、召喚された侍医レイキングがアルダーショットに到着した。レイキングの処方により症状は軽減したが、別の侍医バーロウも召喚された。悪寒戦慄が起こり、二人の侍医は虫垂炎と診断して外科医の応援を望んだが、王は拒絶した。

六月一六日（月）、設備の整った場所で療養するため、アルダーショットから北東二八キロメートルのウィンザーに馬車で移動した。

六月一七日（火）、病状は改善せず、王は外科医の診察に同意した。

六月一八日（水）、近習外科医のトレヴズがはじめて診察し、王の右下腹部に圧痛と境界不鮮明な腫瘤を認めたが、トレヴズは休息を勧めただけだった。

六月一九日（木）、この日から四日間は、熱もなく、下腹部の腫瘤も消失した。

六月二三日（月）、戴冠式に出るつもりで、ウィンザーから東に三四キロメートルのロンドンに列車でもどった。その夜の晩餐会で病状が急に悪化した。

六月二四日（火）午前一〇時、レイキング、バーロウ、トレヴズに、外科医のリスター卿とスミスが加わって協議を行い、緊急で開腹手術を行うことが決まった。

一二時半にトレヴズが執刀し、右下腹部を切開した。一〇センチ余の深さでようやく膿瘍に到達し、排膿して洗浄した後、ヨードホルムガーゼで包んだ二本の太いドレーンを留置し、ドレーンの回りにガーゼを詰めた。虫垂は放置した。手術の所要時間は約四〇分だった。

術後経過は順調だった。

当初の予定から七週間後の八月九日(土)、戴冠式は滞りなく執り行われた。

この事件により虫垂炎という病名はイギリス国民に知れ渡り、トレヴズの判断と手術法はイギリスの外科医に大きな影響を与えた。しかし、バトルには不満だったと思われる。というのは、かねてバトルは早期の虫垂切除術を主張していたからである。[11]

## (2) バトルとトレヴズの暗闘

トレヴズがエドワード七世を最初に診察したときから二日後の六月二〇日(金)、トレヴズは王立内科外科学会で講演し、一八八七年から一五年間に千例以上の虫垂切除術を行ったと述べた。この四日後にエドワード七世を手術することになるとは思いもよらなかっただろうが、この講演でトレヴズは次のように述べている。

超急性の例は全例にできるだけ早く緊急手術を行う必要がある……化膿が起こった疑いがある例はすべて緊急手術が要求される……虫垂炎の大多数の症例は、手術しなくても膿瘍を形成せずに自然に回復する、超急性の例はまれである、あらゆる段階の虫垂炎全体と比較すれば化膿する例はまれであると、主張してよいと思う。[12]

トレヴズは虫垂炎を急性期に手術する早期手術には反対で、病状が寛解した間欠期に手術することを勧めていた。トレヴズはエドワード七世の初回の診察で、虫垂炎と診断したが、手術治療ではなく保存治療を勧めた。国王の虫垂炎は急性期で、まだ化膿していないと診断したからである。しかし、『ランセット』誌の編集者の見解は違っていた。

国王の病状については、ＢＭＪは淡々と事実を報告しただけだったが、『ランセット』誌の報告はユニークで、編集者の見解がかなり加えられていた。『ランセット』誌の編集者は、エドワード七世の虫垂炎はすでに化膿していたと判断した。

> [13]土曜日［六月一四日］と日曜日［一五日］の間に炎症が拡大し、癒着性腹膜炎を引き起こした。国王が訴えた痛みにより、これは疑いの余地がなかった。その後、盲腸の周りに膿ができはじめた。この化膿は、腸チフス発作の影響に関する私たちの提案が正しければ、隣接する腸係蹄の間にすでに形成された癒着によって限局化され、腸チフスによる古い癒着が化膿の広がりを制限するのに役立ったと思われる。

この編集者はバトルに違いないと思う。バトルは一八九二年から二〇年以上にわたって『ランセット』誌の編集者のひとりだったからである。

エドワード七世は三〇歳のとき腸チフスのために死にかけたことがあった。バトルと思われる編集者は、このときにエドワード七世の腹腔内で腸が癒着したので、一九〇二年の虫垂炎のときに腹膜炎が広がらずに限局して膿瘍を形成したと考えた。つまり、トレヴズがエドワード七世をはじめて診察したときにはすでに膿瘍が形成されており、このとき手術するべきだったと暗に批判したのである。しかし、この批判を和らげるためか、六月一八日に手術が行われなかった理由について、編集者はトレヴズに代わって長々と弁明している。

しかし、エドワード七世の手術から二年後の一九〇四年、バトルは著書『虫垂疾患の手術と合併症』の第五章で「虫垂膿瘍に切開排膿を行って治癒したら、できるだけ早く虫垂を切除する必要がある」と述べ、次のような例を挙げた。

若い女性[6]が聖トーマス病院で手術を受けた。彼女の表情は急性腹部疾患を示していたので、さらに調査が行われた。彼女は六カ月前に大病院で盲腸周囲膿瘍を切開していた。今回は虫垂が壊死を伴う急性炎症の状態だったが、結石はなかった。この状態の虫垂に続発する瀰漫性化膿性腹膜炎があり、彼女は手術の数時間後に死亡した。間欠期に虫垂を切除していれば、貴重な命が救われただろう。発病するまで待つのは正しくない。

バトルはエドワード七世の再手術［虫垂切除術］を遠回しに勧めたのだと思う。

一九〇五年二月二八日に王立内科外科学会で急性虫垂炎の術後経過に関する議論が行われたとき、

トレヴズは「手術後の虫垂炎の予後と浮沈」という基調演説でバトルに反論した。
この問題における関心は、膿瘍は切開したが虫垂は手つかずの場合、間欠期に虫垂を切除すべきかという問題に集中している。バトル氏は興味深い著書『虫垂疾患の手術』の中で、この問題に切除すべきだと答えている……彼の意見は、おもに虫垂膿瘍を排膿した若い女性の症例に基づいているように思われる……バトル氏の考えが絶対的なものになれば、外科医は生命にかかわるのリスクを伴う多くの手術に従事することになると考えざるを得ない。バトル氏が言及した死亡例を念頭に置いても、彼の考えに反する事実があることを考えれば、私はそのようなリスクが正当化されるとは考えていない。[14]

バトルはイギリス外科の第一人者であるトレヴズの消極的な姿勢を歯がゆく思っていたに違いない。一九〇四年にバトルが「急性腹症」という印象的な言葉を用いたのは、イギリスの外科医に虫垂切除術を早期に行う必要性を訴えたかったからではないだろうか。

ちなみに、トレヴズがエドワード七世に行った手術は「ミクリッツ・ドレナージ」と呼ばれている。[15] 一八八六年にポーランドの外科医ミクリッツが開発し、抗生物質のなかった時代に化膿性腹膜炎の排膿法として広く用いられていた。深部出血の圧迫止血法としても用いられ、日本では「ミクリッツ・タンポン」という呼称のほうが有名である。

その後、エドワード七世に虫垂炎による腹痛の再発は起こらず、虫垂切除術が行われることはなかった。一九一〇年五月六日に六八歳で崩御されたが、死因は気管支肺炎と発表され、剖検所見は公表されなかった。

王家の症例は当然ながら世界中から注目された。しかし、急性虫垂炎の早期診断と早期手術の必要性はなかなか理解されなかった。ヨーロッパの外科医が虫垂炎手術の遅れによる危険を認識したのは、急性腹症という病名の強いインパクトによると思われる。

## 4. アメリカにおける急性腹症という用語の受容

急性腹症という英語のインパクトが強かった理由は、acute という形容詞は abdomen を形容しても意味をなさないからである。つまり、acute abdomen という英語は文法的に誤りなので、耳障りなのである。それゆえ、この英語は教養人からは拒否されたが、一般人からはむしろ注目されるようになった。アメリカにおける急性腹症という用語の受け容れについて、医学辞典、医師会雑誌、インデックス・カタログからみてみよう。

### (1) 医学辞典

一九一四年の『ステッドマン医学辞典』[16] 第三版と一九一九年の『ドーランド医学大辞典』[17] 第一〇版には acute abdomen という病名が収載されており、いずれにおいても「緊急手術が必要な急性腹部内疾患」という簡単な説明があるだけである。この説明が急性腹症に関する当時の一般的な認識だったと思われる。急性腹症という用語は第一次世界大戦が終わるまでに医学用語として認知されていたわけだが、これがバトルとコーナーの共著『虫垂疾患の手術と合併症』とバトルの論文「急性腹症に関する臨床講義」の影響であることは明らかである。

## (2) アメリカ医師会雑誌

急性腹症という用語については、この用語の文法に疑問を感じる医師が少なくなかった。アメリカ医師会雑誌[JAMA]の一九一九年一二月六日号の一七九七頁に「急性腹症」という表題の短い報告が掲載されると、二週間後の一二月二〇日号に次のような投書があった。

編集者殿。[18]ホーマーは認めてくれただろうか、それとも私の考えは厳しすぎるだろうか。昆虫のacute abdomen[尖った腹部]は見たことがある。Acuteといえる腹部の魚もいる。しかし、本誌最新号一七九七頁の太字の表題を除けば、ヒトのacute abdomenは見たことがない。

これに対し、一九二〇年一月三日号に「急性腹症には急いで何かしなければならない病気という印象がある。正しい言葉だとしても冗長な用語を用いたほうがよいとは思わない」[19]という投書があったが、最初の投書家は次のように返答した。

[20]何かを「急いでしなければならない」とき、作法通りならば「急性腹症」という用語を一時的に用いてもかまわないが、それを用いた後はもっと上品で正確な用語を用いるほうが、よい英語と病理学のためになるだろう。

編集者はこれに「学術的な医学には学術的な用語法が必要である」という注を付して賛意を表明した。しかし、一月三一日号に第三の投書家が次のように述べている。

[21]ロンドンの聖トーマス病院の上級外科医ウィリアム・ヘンリー・バトルが一〇年前にロンドン医学会で「急性腹症」と題する講演をしたことに注意を喚起したい。バトルの名前は虫垂炎の手術で頻用される切開法に冠されている。『急性腹症』という二五〇頁の初版本が出版され、医学生と外科研修医に献げられたが、一九一四年には売り切れて第二版が出版された……「学術的な医学には学術的な用語法が必要」という編集者の注がある。その通りだとしても、学芸としての医学も考慮すべきである。そのためには「急性腹症」という用語は腹部に特有な急性疾患の患者に多い症候という臨床像を分かりやすくする隠喩だと考えればよい。用語は学術と学芸の本質であり、どちらも新語で毎日豊かになっている。広く使われていることが認可の証(あかし)であり、衒学的な用語法に優先する。現代の図書館の書棚をながめるとき、なぜホーマーのことを考えたり、こだわりすぎる危険を犯すのか、その理由はこの一〇年間に成長した「急性腹症」とい

う「新しい世界」につながっている。

文法的に正しくなくても慣用されていればよいという考えで、この論争は一段落したかのようにみえた。しかし、翌年の一九二一年にコープの有名な著書『急性腹症の早期診断』の初版が出版されたとき、ＪＡＭＡの書評子は次のように述べている。

まず[22]「急性腹症」というような奇怪な用語には異議がある。このような医学的俗語は話し言葉でも書き言葉でも科学用語として認められない。この本の適切な表題は『急性腹部疾患の早期診断』でなければならない。

一九二一年になっても急性腹症という病名に対する反感は依然として強かったことが分かる。しかし、それでもこの病名は使われ続けた。この病名の普及過程については、医学文献の検索システムを用いて追跡することができる。

### (3) 軍医総監局図書館インデックス・カタログ

古い医学文献を収集した[23]『軍医総監局図書館インデックス・カタログ』という六一巻からなる索引目録がある（**図1**）。これを用いて急性腹症という病名について調べたところ、コープの『急性腹

ABDOMEN. 15 ABDOMEN.

**Abdomen** (*Diseases of, Acute or surgical*) ["*Acute abdomen*"].

*See, also,* **Abdomen** (*Abscess of*); **Abdomen** (*Diseases of*) *in children*; **Abdomen** (*Painful*); **Appendicitis; Intestines** (*Obstruction of*); **Peritonitis.**

ADAMS (J. E.) & BASSIDY (M. A.) Acute abdominal diseases, including abdominal injuries and the complications of external hernia. 8°. *London*, 1913.

BATTLE (W. H.) Clinical lectures on the acute abdomen. 8°. *London*, 1911.

BROICH (F.) Die Entzündungen und Verletzungen der Bauchdecken und Eingeweide. 8°. *Bonn*, 1900.

CELOS (G.) Sur le diagnostic d'urgence chez l'adulte des maladies de l'abdomen qui se traduisent par le syndrome péritonéo-abdominal. 8°. *Paris*, 1902.

DOUGLAS (R.) Surgical diseases of the abdomen with special reference to diagnosis. 8°. *Philadelphia*, 1909.

GUINARD (A.) Affections chirurgicales de l'abdomen. 8°. *Paris*, 1910.

RICHARDSON (M. H.) Acute abdominal symptoms demanding immediate surgical intervention. 8°. *Portland*, 1899.

ROCHARD (E.) Problèmes cliniques; affections chirurgicales de l'abdomen; appendicite, occlusion intestinale, cholécystite, kystes hydatiques du foie, cancer du foie, cancer de la tête du pancréas, pyélonéphrite gravidique, tumeurs du mésentère, perforations typhiques, hernies, etc. 8°. *Paris*, 1907.

———. Précis de diagnostic des maladies chirurgicales de l'abdomen. Le gros diagnostic à faire; diagnostic de l'intervention. 8°. *Paris*, 1912.

**Aldous** (G. F.) Some acute abdominal cases. Brit. M. J., Lond., 1913, ii, 1319.—**Baker** (J. N.) The differential diagnosis of surgical lesions in the upper abdomen. Tr. M. Ass. Alabama, Montgomery, 1907, 264-278. *Also:* Alabama M. J., Birmingh., 1906-7, xix, 614-620. *Also:* Internat. J. Surg., N. Y., 1908, xxi, 185-187.—**Baldwin** (J. F.) Four cases of "acute abdomen," four autopsies, four surprises. Lancet-Clinic, Cincin., 1915, cxiv, 472-474.—**Ballance** (C. A.) An address entitled Some remarks on the application of the ...

**Abdomen** (*Diseases of, Acute or surgical*) ["*Acute abdomen*"].

...

**図1　インデックス・カタログ冊子版の記載様式**

第3シリーズ第1巻15頁 Acute abdomen の項目。はじめに大きな活字で単行本、次に雑誌論文が、著者のアルファベット順に列挙されている。

症の早期診断』がこの病名の普及に大きな役割を果たしたと考えられた。

『軍医総監局図書館インデックス・カタログ』は、見出しの医学用語をアルファベット順に列挙し、見出し語ごとに文献を収集し、過去の重要な医学文献をほぼ網羅している。一八八〇年から毎年一巻ずつ出版され、AからZまでのシリーズ全一六巻の出版が一八九五年に完了した。しかし、シリーズが完了するまでに多くの新しい文献が現れるため、何度も同じ作業が繰り返され、一九六三年までに五シリーズ全六一巻が出版された（**表2**）。六一巻には約二五万点の単行本と約三七〇万点の雑誌論文のデータが収録されている。この索引目録の有用性については、ドイツの有名な病理学者ウィルヒョウが「『軍医総監局図書館インデックス・カタログ』は医学に対するアメリカの最大の貢献である」と述べていることからも理解できる。[24] [25]

**表2 『軍医総監局図書館インデックス・カタログ』**

| | |
|---|---|
| 第1シリーズ：1880 － 1895年、全16巻 | |
| 第2シリーズ：1896 － 1916年、全21巻 | |
| 第3シリーズ：1918 － 1932年、全10巻 | |
| 第4シリーズ：1936 － 1955年、全11巻 | |
| 第5シリーズ：1959 － 1961年、全 3巻 | |

この索引目録は合衆国陸軍医学図書館［現米国国立医学図書館］の初代館長ジョン・ショウ・ビリングスが作成したが、ビリングスはこれとは別に一八七九年から世界の最新の医学文献を集めた月刊誌『インデックス・メディクス』を発行しはじめた。米国国立医学図書館は一九六〇年にこれらをコンピュータ化して医学文献の検索システムとし、一九七一年にMedline（メドライン）の検索サービスを開始した。一九九七年には

PubMed（パブメド）の名でインターネットに無料公開されている。このオンライン検索サービスが登場するまで、冊子版の『軍医総監局図書館インデックス・カタログ』は医学文献の整理と検索を可能にした画期的な索引目録であり、医学史と科学史の重要な参考資料だった。

急性腹症という用語が受け入れられた経緯を調べるため、筆者は急性腹症という見出し語の検索にコンピュータ化される前の冊子版を利用した。

急性腹症という見出しは、『軍医総監局図書館インデックス・カタログ』の第一シリーズと第二シリーズにはなく、第三シリーズから現れる。これは第二シリーズ第一巻の出版年［一八九六年］から第三シリーズ第一巻の出版年［一九一八年］までの間に、急性腹症 acute abdomen という用語が生まれた可能性があることを意味している。

第三シリーズ第一巻（図1）では、急性腹症という見出し Abdomen (Diseases of, Acute or surgical) ［"Acute abdomen"］に集められた文献は、大部分が急性腹症という用語を表題に用いていない。その代わり、acute abdominal の後に condition, disease, emergency, lesion, mischief などのいずれかをつなげた言葉が用いられている。つまり、これらをつなげた言葉の意味は、acute abdomen という用語の意味と同じと理解されていたことが分かる。

第三シリーズ第一巻の急性腹症という見出しの項には、書籍九点と論文一五三点があり、このうち急性腹症という用語を表題に用いている文献は一二点あった。この一二点のうちでは、バトルが一九〇六年に書いた論文「急性腹症に関する臨床講義」がもっとも古かった。また、バトルとコーナーの共著『虫垂疾患の手術と合併症』［一九〇四年］には急性腹症という用語が頻繁に用いられていたが、この本は書籍九点の中になく、『カタログ』第二シリーズ第一三巻［一九〇八年］の盲腸周囲炎 perityphlitis という見出しの項に記載されていた。

第四シリーズ第一巻［一九三六年］の急性腹部疾患 Abdomen, disease, acute という見出しの項には、書籍八点と論文二六七点があり、このうち急性腹症という用語を表題に用いている文献は六七点あった。前述した第三シリーズ第一巻［一九一八年］と比べると、急性腹症という用語の使用はかなり増えているが、これにはコープの著書『急性腹症の早期診断』の影響が大きいと考えられる。この本は初版の一九二一年から一九三五年までの一四年間に七版も重ねるほど人気を博していたからである。

以上から、バトルが急性腹症という用語をはじめて用いたに違いないと結論し、この調査結果を筆者は一九九六年に雑誌『臨床外科』[26]で報告した。その後、一九〇六年のBMJに[27]、急性腹症は「バトル氏が名付けた」と明言している論文をみつけた。それゆえ、バトルが急性腹症という用語をつくったことは間違いないので、急性腹症に明確な定義がない理由はバトルが定義しなかったからだと考えてよいと思う。

急性腹症の概念が生まれた経緯については、バトルの論文から確証は得られない。バトル自身は急性腹症という用語をつくったと述べておらず、試験開腹術についても論じていないからである。

しかし、バトルは「試験開腹術が必要な病気」を急性腹症と呼び、その代表的な病気が虫垂炎であることを明らかにしている。また、虫垂炎という病名は一九世紀末につくられたが、病気としては古代から存在し、イレウスのひとつとみなされていたことが知られている。そこで、第二章と第三章でイレウスの歴史、第四章から第七章まで試験開腹術の歴史について説明し、急性腹症という概念について考察することにする。

---

(1) 腸重積の歴史に関する筆者のおもな論文には次のようなものがある。
・川満富裕「腸重積について」外科五二、七一〇-七一五、一九九〇
・川満富裕ほか「腸重積の非観血的治療における現在の問題点」小児外科二四、五六七-五七二、一九九二
・川満富裕「腸重積症の史的考察、特に五筒性腸重積症について」小児外科三一、四四四-四四九、一九九九
(2) Cope VZ : The Early Diagnosis of the Acute Abdomen. 12th ed,. 1963
(3) Battle WH : Three Clinical Lectures on the Acute Abdomen, Lancet i : 201-205, 1906 Jan, 273-276, and 429-433, 1906 Feb
・Battle WH : A Clinical Lecture on the Acute Abdomen, Lancet i : 1096-1099, 1906 April
(4) Literaturbericht : Akute Erkrankungen des Abdomen. Deutsche Medizinische Wochenschrift 32 : 275, 1906
(5) Battle WH : Clinical Lectures on the Acute Abdomen, 1911
(6) Battle WH, Corner EM : The Surgery of the Diseases of the Appendix Vermiformis and their Complications. 1904

この本は評判がよく、一九一一年に第二版が出版された。


（7） Gübler MA : Du peritonisme et de son traitement rationnel. Journal de Thérapeutique 3 : 765-772, 1876 et 4 : 41-48, 81-86, 121-126, 161-168, 1877

（8） Treves F : Peritonitis. Brit Med J i : 454-458, 1894 March

（9） Battle WH, Corner EM : The Diagnosis of the Acute Abdominal Conditions which Require Surgical Treatment. International Clinics vol 4, 13 series: 181-196, 1904

（10） Editor : The illness of the king. Brit Med J ii : 74-75, 1902 July

・Ellis H : The appendiceal abscess of Edward VII. In Operations that made History, 1996［朝倉哲彦訳『外科の足跡』、二〇〇八］

（11） Battle WH : A contribution to the surgical treatment of diseases of the appendix vermiformis. Brit Med J i : 965-967, 1897 April

（12） Treves F : Some phases of inflammation of the appendix. Brit Med J i : 1589-1594, 1902 June

（13） Editor : The illness of the king. Lancet ii : 28-33, 1902 July

（14） Treves F : The prospects and vicissitudes of appendicitis after operation. Brit Med J Trans i : 457-462, 1905 March

（15） Mikulicz-Radecki JF von: Ueber die Ausschaltung todter Räume aus der Peritonealhöhle, mit besonderer Rück sicht auf die Exstirpation der aus der Beckenhöhle ausgehenden Geschwülste. Archiv für klinische Chirurgie 34 : 635-657, 1887

（16） Stedman TL : A Practical Medical Dictionary. p.2, 1914

（17） Dorland WAN : The American Illustrated Medical Dictionary. p.18, 1919

（18） Lyon Jr MW : To the Editor. JAMA 73 : 1897, 1919 Dec

（19）Spillman R : To the Editor. JAMA 74 : 47-48, 1920 Jan

（20）Lyon Jr MW : To the Editor. JAMA 74 : 48, 1920 Jan

（21）Ware MW : To the Editor. JAMA 74 (5) 341, 1920 Jan

（22）A reviewer : Book Notice. JAMA 79 (7) 577, 1922 Aug

（23）US Army Medical Library : Index-Catalogue of the Library of the Surgeon-General's Office. 1st series vols 16, 1880-1895, 2nd series vols 21, 1896-1916, 3rd series vols vols 10, 1918-1932, 4th series vols 11, 1936-1955, 5th series vols 3, 1959-1961. https://onlinebooks.library.upenn.edu/webbin/srial?id=indexcatlibsurg を参照。

（24）文献データ：単行本は著者名、書名、判型、出版地、出版年。雑誌論文は著者名、タイトル、雑誌名、出版地、出版年、巻号、ページの範囲。全六二巻の内訳は、第一シリーズ全一六巻、第二シリーズ全二一巻、第三シリーズ全一〇巻、第四シリーズ全一一巻、第五シリーズ全三巻。

（25）US Army Medical Library: Index-Catalogue of the Library of the Surgeon-General's Office. 4th ser., vol 1, p.v, 1936

（26）川満富裕「急性腹症という用語」臨床外科五一、七八〇-七八一、一九九六。この論文で、筆者は「急性腹症という日本語は第二次大戦後まで現れない」と書いたが、一九〇六年にはすでにこの日本語は存在していたことが佐藤裕氏によって明らかにされた［臨床外科五五、一五九三、二〇〇〇］。

（27）Bramwell B : Acute peritonitis due to appendicitis. Brit Med J i : 781-784, 1906 April

# 第二章　イレウス概念の歴史——イレウスとコリクス

イレウスの歴史はきわめて長いので二部に分け、本章では一七世紀まで、第三章では一八世紀以降について説明する。

イレウスの歴史の調査に当たっては、とくに機械性イレウスと機能性イレウスという分類に留意した。というのは、『急性腹症診療ガイドライン二〇一五』の第Ⅲ章「急性腹症の定義」に、「腸閉塞とイレウス」と題する次のような一節があるからである。

## 腸閉塞とイレウス

従来、日本では腸閉塞による機械性イレウスと、汎発性腹膜炎などによる腸管麻痺に起因する機能性イレウスのいずれをもイレウスと呼んできた。しかしながら、海外では、イレウスとは機能性イレウス（腸管麻痺）のみを示し、従来の機械性イレウスはイレウスとは呼ばれず、腸閉塞と呼称される。また、PubMed Subject Headings (MeSH) でも ileus は“A Condition caused by the lack of intestinal peristalsis or intestinal motility without mechanical obstruction”［機械的閉塞のない腸の蠕動または腸の運動性の欠如によって引き起こされる状態］と定義され、一方、intestinal obstruction は "Any impairment, arrest, or reversal of the normal flow of intestinal contents"［腸内容の正常な流れの障害、停止、逆転］と定義されている。そのため、本ガイドラインでも、従来の機能性イレウス（腸管麻痺）のみをイレウスとし、従来の機械性イレウスはイレウスと呼ばず、腸閉塞と定義する。

PubMed（パブメド）は、前章で述べたように、医学文献の検索システムのことである。また、MeSH はパブメドに用いられる Medical Subject Headings［見出しの医学用語］の略である。

この一節には疑問がある。『ガイドライン』は「海外では、イレウスとは機能性イレウスのみを示す」と述べているが、「海外」とは日本以外のすべての国々のことを示すのだろうか。イレウスを機械性イレウスと機能性イレウスに分類する考えは、日本だけで育まれたものではなく、第二次世界大戦以前のドイツ医学から学んだ考えである。この考えは、現代のドイツ医学にも受け継がれているのではないだろうか。

ドイツも日本と同じ考えとすれば、「イレウスとは機能性イレウスのみを示す」という考えは、いつどこで誰が唱えた考えなのだろうか。また、この考えにはどんな論拠があるのだろうか。この論拠については、『ガイドライン』にも MeSH にも説明がないので、イレウスの歴史をひもといて調べるほかはない。

## 1．古代のイレウス

一九三一年にイギリスの外科医カーソンは、急性腹症が昔は「回腸苦」と呼ばれていたと述べ、回腸苦のほかにも、イレウスなどの多くの同義語があったと述べている。

回腸苦とは、現在「急性腹症」という総称でまとめられている症候群に与えられた病名のひとつである。その概念は、「ヒポクラテス全集」の著者らによく知られ、当時から一九世紀はじめまで、多くの人が書き記している。……この病気には多くの名前が当てられていた。ヒポクラテスとアレタイオスはイレウスと呼んだ。カリストスのディオクレスは大腸疾患をイレウス、小腸疾患をコルダプススと呼び、ガレノスもこれにならった。ケルススは小腸疾患をイレウス、大腸疾患をコリクスと呼んで区別したが、ケルススの著書にはエピコルディスや腸捻転という用語もみられる。カエリウス・アウレリアヌスとケルススは、回腸苦やミゼレーレという用語も用い、ミゼレーレを拷問苦とも言い換えていた。[1]

文中のヒポクラテスは紀元前五世紀、ディオクレスは紀元前四世紀、アレタイオスとガレノスは二世紀のギリシア人、ケルススは一世紀、アウレリアヌスは五世紀のローマ人である。また、病名のイレウス、コルダプスス、コリクスはギリシア語に由来するラテン語で、回腸苦、腸捻転、ミゼレーレ、拷問苦は純粋なラテン語である。これらの病名は症状を意味していたにすぎないので、その多くは一九世紀までに病理解剖の発展とともに消滅した。イレウスとコリクスは、一八世紀まで一対の病名として使われ続けたが、一九世紀以降は意味が変わり、イレウスは腸閉塞、コリクスは疝痛という意味で、現在も用いられている。

## (1) イレウスの概念

古代ギリシアでは、四つの体液［血液、粘液、黄胆汁、黒胆汁］の不均衡があらゆる病気を起こすと考える体液病理説が支配的だった。イレウスの原因は体液バランスの異常とされ、イレウスという病名は病気の原因ではなく症状を意味していた。体液バランスの異常が、腹痛、嘔吐、便秘というイレウスの三大症状を引き起こし、末期には糞便を嘔吐すると考えられていた。

ヒポクラテスは「疾病について」第三巻で次のように述べている。

> [2]イレウスになるのは上腹部が熱くて下腹部が冷たいときである。実際、腸がカラカラに乾き、炎症を起こして収縮し、その結果、風気も食物も通過せず、腹は硬くなり、ときどき吐く。吐くのはまず粘液状のもので、次いで胆汁状のもの、最後には糞便である。のどが乾き、痛みがとくに季肋部のあたりにあり、胃全体も痛み、ガスがたまっており、しゃっくりが出、熱が出る。この病気はとりわけ秋におこる。患者は大抵七日目に死亡する。

また、「疾患について」では次のように述べている。

イレウスにかかると、腹は硬くなって全く排便できない。腹部全体が痛み、発熱してのどが渇く。ときには痛みのために胆汁を吐くこともある。……この種の疾病がおこるのは、便が凝集して腸内で焼ける場合である。便のまわりに粘液が固まり、腸は、それらが堅くなってしまっているので［腸が塞がれて］ふくれる。上から薬を飲んでも受け入れずに吐き出し、下から浣腸を施しても受けつけない。この疾病は急性で危険である。[3]

すなわち、ヒポクラテスは腸の炎症によって便や粘液が乾いて堅くなり、糞詰まりによる腸の通過障害を引き起こし、腹痛、嘔吐、便秘が起こると考えた。そのため、右に引用した「疾患について」の文の……の部分には次のような治療法が書かれている。

患者は内側からも外側からもよく湿らせなければならない。すなわち、多量のお湯をかけて洗い、便を移動させ尿を排出させてくれる作用のあるものを飲ませ、挿入できる場合は浣腸を施す。浣腸が入らない場合は、皮袋のくびに管をはめて［肛門から腸の中に］多量の空気を送る。その空気によって胃腸が膨張したら、管を抜き、ただちに浣腸を施す。浣腸が入れば、排便がかなって健康を回復するであろう。このようにしても浣腸が入らない場合は死亡するが、それは大抵七日目である。

かつてこの一節はヒポクラテスが腸重積という病気を知っていたことの根拠としてよく引用された。空気注腸つまり空気を肛門から腸に注入するヒポクラテスの治療法が、現在の腸重積の治療法のひとつである空気注腸に似ているからである。しかし、ヒポクラテスの時代に人体解剖は行われていなかったので、腸重積のような解剖学的な異常のことは知られていなかった。ヒポクラテスが空気を注腸したのは、腸の中に入り込んだ腸を押しもどすためではなく、「腸の［痙攣で］狭くなったところをふくらませ」ようと考えたからにすぎない。[2]

ガレノスも腸の炎症がイレウスの原因だと考えた。体液のどれかが腸の局所に過剰に蓄積すると炎症が起こる。腸の炎症は、腸の反射的な収縮だけでなく、腸全体の蠕動異常を引き起こし、腸蠕動が停止［腸管麻痺］したり逆転［逆蠕動］したりし、便秘や嘔吐が起こる。言い換えると、腸の炎症が腸の運動障害つまり機能的な通過障害を引き起こすと考えた。

腸蠕動が逆転するという考えはきわめてユニークである。ガレノスは糞便だけでなく直腸に入れた浣腸液や坐薬が口から吐き出されるイレウスを見たと述べている。[4]これは肛門から口まで機械的な閉塞がないことを意味している。この「閉塞のない腸の通過障害」を説明するため、ガレノスは逆蠕動という現象を考えついたと推測されている。信じがたい考えだが、浣腸液や坐薬の嘔吐は、[5]二〇世紀はじめまで疑う余地のない事実として認められていた［213頁参照］。

一九〇六年にドイツの外科医ウィルムスは、著書『イレウス』で古代のイレウスについて次のように述べている。

ライヒテンシュテルンによると、イレウスという用語がギリシア語の eileo (曲がる、巻く) から派生したとすれば、古代人は腸の閉塞ではなく腸のもつれを考え、「ねじれた腸」の病気という意味に用いたにすぎない。……ヒポクラテスはおもにガスがイレウスの誘因になると考えた。ヘルニアによるイレウスも同じで、嵌頓ヘルニアは炎症を起こすので、ガスや糞便の通過障害が起こる。ガレノスは、イレウスによる蠕動の停止が頑固な便秘、蠕動の逆転が糞便や浣腸液の嘔吐を起こすと考えた。また、腸の炎症が腸の麻痺を起こすと考えた。機械的な原因［病変］が腸閉塞を起こすことは知られていなかった。解剖が行われるようになり、機械的な原因がみつかっても、イレウスの原因ではなく結果とみなされがちだった。[6]

このように、イレウスの原因として、ヒポクラテスもガレノスも腸の炎症という機能的な原因を考えていた。また、ヒポクラテスは嘔吐と便秘を伴う腹痛をすべてイレウスと呼んだが、ガレノスはこの腹痛をイレウスとコリクスとに区別した。

## (2) イレウスとコリクス

ヒポクラテスは小腸と大腸の違いを知っていたが、イレウスを小腸と大腸に共通するひとつの病気と考えていた。ディオクレスは嘔吐と便秘を伴う腹痛の原因がどちらにあるかで小腸疾患と大腸疾患に分け、小腸疾患をコルダプスス、大腸疾患をイレウスと呼んだ。しかし、一世紀になると、小腸疾患はイレウス、大腸疾患はコリクスと呼ばれるようになった。コリクス colicus は、結腸を意味するギリシア語 kolon に由来するラテン語で、一世紀に生まれた新しい病名といわれている。[7] ケルススはこの区別について著書『医学論』で次のように述べている。

腸[8]そのものには二つの病気が生じ、一つは細い腸に、もう一つは太い腸に生じる。前者は急性であり、後者は慢性になることもある。カリストスのディオクレスは細い腸の病気をコルダプスス、太い腸の病気をイレウスと名付けた。私の見るところでは、今では多くの人が前者をイレウス、後者をコリクスと呼んでいる。前者では、あるときにはへその上部に、またあるときにはへその下部に痛みが生じる。これらの場所のどちらかに炎症が生じ、便が出ることも腸内ガスが出ることもない。上部が冒されたときには食べ物が、下部の場合には便が口から出る。それらのうちのどちらかが生じるなら、病気は慢性化している。吐き出されたものが胆汁質で悪臭があり、種々の色が混じっているか黒い色をしているならば、危険は増大する。その治療には瀉血を施すか、あるいは吸い玉［吸角］を多くの箇所に施す。後者の場合には、すべての箇所の皮膚を切る必要はない。というのも、二、三箇所を切れば十分だからである。そのほかには、腸内ガスを引き出せば十分である。それから、どの箇所が悪いのかに注意すべきである。というのも、たいていの場合そこに潰瘍ができているからである。それがへその上にある場合には、通じをつけることは無益である。へそより下にある場合には、エラシストラトスが好んだように、通じをつけるのが最もよく、しばしばその治療法で十分である。

二世紀のガレノスはディオクレスに従った区別をしたが、ディオクレスとは逆に、小腸疾患をイレウス、大腸疾患をコルダプススと呼び、コリクスという用語は赤子の「夜泣き」に用いた。しかし、ケルススが述べたように、小腸疾患をイレウス、大腸疾患をコリクスと呼ぶ区別がすでに定着していた。ローマ帝国では、イレウスとコリクスはそれぞれラテン語で回腸苦 passio iliaca と結腸苦 passio colica とも呼ばれた。病理解剖は行われていなかったので、両者の違いは、痛みが臍より上か下か、吐物が食物か糞便かで、区別されていた。

## 2．中世のイレウス

中世になっても、嘔吐と便秘を伴う腹痛はイレウスとコリクスに分けられ続けたが、この区別は観念的だったので、しだいに混乱するようになった。

## (1) 中世前期のイレウス

五世紀のカエリウス・アウレリアヌスは、著書『急性疾患と慢性疾患』の「急性疾患」第三巻第一七章「イレウス」で、急性か慢性かという視点から、イレウスについて論じた。この本にコリクスに関する記述はなく[その部分は紛失したと考えられている]、イレウスについては「すべての腸が関与する」疾患と説明している。

繰り返すが、イレウスは結腸の病気とは異なる。結腸疾患は本質的に一部の腸の病気で、慢性疾患であり、非常に長く続く可能性があるからである。しかし、イレウスは急性疾患で、すべての腸が関与する。……今、これらの問題に関するディオクレスの意見との相違を表明する必要はない。重要なのは、病気の性質を念頭に置き、それが狭窄を伴う病気で、急性で暴力的であることを理解することである。[9]

七世紀にアエギナのパウロスは著書『医学大要七巻』の第三巻第四三章「コリクスについて」で次のように述べている。

結腸は、大腸の一部で、右腸骨領域にはじまり、帯のように横切って左側に向かう。ここではさまざまな原因から激痛が発生する。腸内に閉じ込められた濃厚な粘液、逃げ場のない濃厚な[10]

ガス、腸の炎症、刺激の強い体液のいずれかが原因である。

濃厚な粘液に苦しむ人々は、腹部全体とくに結腸の領域に根深い痛みがあり、あたかも子宮に突き刺さったかのような感覚がある。彼らには、あらゆる種類の苦痛、噯気、嘔気嘔吐、とくに粘液の問題がある。腹部はひどい便秘になり、ガスさえ通らないようになっており、排泄される糞便はウシの糞のようで、軽くて隙間が多い。一般にこれらの症状は、冷たい食欲をそそる性質の食物が続いたとき、飽食、消化不良、不活動などの後に起こる。

症状が鼓腸による場合は、むしろ緊満感がある。

痛みが炎症による場合は、患部に熱感があり、高い熱、尿と便の滞留、腹部の拍動、喉の渇き、厄介な熱、嘔気、嘔吐、とくに胆汁嘔吐は救いようがない。要するに、コリクスの中でもっとも重篤で、イレウスに移行する恐れがある。

刺激の強い体液が痛みの原因である場合は、炎症の場合と同様に、患者は熱、喉の渇き、不眠を患う。発熱した場合は前者の場合よりも低い。彼らの尿は刺激的である。腸は胆汁を排出する。多くの場合、腸からの分泌物とともに痛みが悪化し、その悪化はとくに食べ物や飲み物を加熱した後に起こる。

さらに、第四四章「イレウスについて」では、次のように述べている。

回腸苦[11]は、急性の激痛があり、危険というよりもっと重大な症状がある。この病気に冒された人々は、きわめて悲惨な死を遂げ、最後には口から糞便を吐き出す。この病気は、消化不良や閉塞、腐敗した物質の停滞、有害な薬物、腸の陰嚢への落下、腸の炎症によって生じ起こり、コリクスに併発することが多い。

回腸苦はイレウスの別称で、回腸つまり小腸の病気である。コリクスは大腸の病気にもかかわらず、パウロスは炎症による重篤なコリクスがイレウスに移行すると説明している。このパウロスの説明では、イレウスが小腸疾患なのか大腸疾患なのか分からない。それゆえ、この頃からイレウスとコリクスの区別があいまいになりはじめたと考えられる。

ところで、パウロスのいう「腸の陰嚢への落下」は、単なる陰嚢ヘルニアではなく、嵌頓ヘルニアを意味すると考えられている。嵌頓ヘルニアという病名は一八世紀につくられたが[12]、嵌頓ヘルニアという病態は古代ギリシアから知られていたからである。つまり、パウロスは嵌頓ヘルニアをイレウスのひとつとみなしたのである。

### (2) 中世後期の外科書

中世後期のヨーロッパでは、大学が誕生した結果、医師[内科医]と外科医という区別が生まれた。この区別はイレウスの診療に大きな影響を与えた。ルネサンス以前の中世後期におけるヨーロッパの外科史は、次のようにまとめられている。

一一七〇年頃にロジャー・フルガルディが最初の外科書『外科学』を著した。[13]

一三世紀になると、パルマのロランドやサレルノの四大師匠らがロジャーの外科に磨きをかけて手仕事から伝統のある学問に引き上げ、大学で新しい専門科になった医学を模倣し、その威信を身につけようとした。

一三世紀後半になると、外科学の伝統が発展し、ブルーノとテオドリックがさらに医学をまね、折しもアラビア語から翻訳されたギリシア医学を盛り込んだ。

一二七〇年頃にウィリアム・サリチェトが外科診療には解剖が不可欠だと主張しはじめた。

一二九〇年代にミラノのランフランクがイタリア外科の伝統をフランスに伝えた。

一四世紀はじめにモンドヴィルがモンペリエとパリで外科を発展させた。

一三六〇年代にはギー・ド・ショリアックが外科を発展させた。

これらの外科医の著書にイレウスに関する記述は見当たらず、コリクスに関する記述もない。イレウスやコリクスのような体内深部の異常は内科医の縄張りで、外科医は体表の異常だけを受け持つようになったからである。

中世から一八世紀半ばまでの外科書にはひとつの特徴がある。体表の病気を腫瘍、創傷、潰瘍、骨折、脱臼という五部門に分けていることである。この五部門は現代の外科総論に相当し、個々の病気の説明が外科各論に相当する。個々の病気は「頭から踵まで」の順序で身体の部位ごとに説明されたが、中世の外科書にイレウスやコリクスの説明はない。

しかし、回腸苦に言及した例外的な外科書がある。一四世紀のイギリスの外科医アーダーンのジョンは、著書『痔瘻』で回腸苦に言及し、次のように述べている。

痔[14]では、まず排便があり、その後に血液と糞便が同時に出る。回腸苦では、血液が先に出て、糞便が後に続く。回腸苦は下血を伴う腹痛である。

## (3) 中世後期の内科書

順天堂大学の坂井建雄教授[15]によると、一一世紀から一八世紀までのヨーロッパの内科書は医学理論書[総論]と医学実地書[各論]に分けられる。イレウスとコリクスの説明は医学実地書にあるが、坂井教授はルネサンスまでのおもな医学実地書として一一人による一一編を挙げている。すべてラテン語で書かれているので筆者に詳細は分からないが、もっとも古い医学実地書は一一世紀にサレルノのガリオポントゥスが書いた『受難録』全六書である。第三書の第二七、二八章でイレウス、第五書の第一五、一六章で結腸苦が説明されている。

中世後期ヨーロッパの内科書におけるイレウスとコリクスの説明は、ほとんどがパウロスの説明を踏襲しているといわれている。しかし、独自の見解も生まれていたようにみえる。ルネサンス前の医学実地書一一編のうち、一三一四年にイギリスのジョン・ガッデスデンが書いた『イギリスのバラ』には、医学史家のチャムリーによる次のような解説がある。これによると、ガッデスデンの説明はパウロスと明らかに違っている。

彼[16]［ガッデスデン］は最初に、この病気は「結腸をつかまれる［ような痛みがある］ので」コリクスと呼ばれていると述べ、別の定義として、コリクスは腸の最後の部分である結腸の病気（激痛）で、下部腸の内容物（糞便）の排出が困難で、突き刺されるような激痛があると説明している。コリクスの原因を七つ挙げているが、その中に腸麻痺があるのは興味深い。彼は次のように述べている。「コリクスの原因は七つある。燃えるような糞便、便秘する食物、濃厚な粘液、ガス、膿瘍、寄生虫、感覚の破壊［麻痺］である」。「燃えるような糞便」については、その数行前で「硬化した［乾燥した］糞便」と説明している。

彼は、回腸苦、結腸苦、腎疝痛の違いについて論じ、回腸苦は頻繁な嘔吐、硬い腹、そして腸をキリで刺されるような非常に激しい痛みを伴うと述べた。回腸苦または結腸苦の名前の下には、さまざまな形態の腸閉塞を挙げたが、おそらく穿孔性腹膜炎も含めていたと思われる。回腸苦はとくに致命的だと述べている。

この引用文のコリクスの英語は colic で、腎疝痛の英語は renal colic である。Colic という古英語は、一四世紀に出現したとされ、疝痛と翻訳されている。コリクスはこの頃から結腸苦に限らない「疝痛」という広い意味に用いられるようになっていた。本書では混乱を避けるため、colic は単独ではコリクスと翻訳し、腎疝痛などの複合語では疝痛と翻訳する。

## 3．一六、一七世紀のイレウス

ガッデスデンのジョンによる新しいコリクスの考えは、その頃からはじまった人体解剖の影響かもしれない。中世後期には、ほとんどの医師がパウロスに従ってイレウスとコリクスを説明していた。しかし、大学が誕生し、大学教育の一環として人体解剖が行われるようになったことは、医学全体に変革をもたらした。ルネサンス時代には、ヘレニズム時代の人体解剖が再興されて具体的な知識が得られ、イレウスとコリクスという観念的な区別は徐々に変化していった。

### (1) 病理解剖の誕生

人体解剖の再興は、正常解剖の知識を得るためではなく、裁判のための検死としてはじまった。死者が毒殺されたか否かなどの死因を調べるために死体解剖が行われた。このような病死者の解剖［病理解剖］では、正常解剖には見られない異常がみつかるようになった。活版印刷が生まれて間もない一五〇七年に、イタリアの医師アントニオ・ベニヴィエニは、このような異常所見を集め、『病気の隠れた原因について』という最初の病理解剖書を出版した。この本は一一一章からなり、各章は一例か数例の短い症例報告からなっている。

一般に、検死で何か解剖学的な異常が発見されても、必ずしもその異常が病気の原因とみなされたわけではなかった。たとえば、ベニヴィエニは著書『病気の隠れた原因』の第三三章「腸間膜膿瘍」で次のように説明している。

ふだん健康だったジュリアンという名前の若者が腹痛に悩まされていた。日を追うごとに痛みは強まっていった。腹痛の隠された原因が分からない限り、この病気を治したり緩和する治療はまったくなかった。腹部臓器はすべて正常に見え、肝臓、脾臓、腸管に病気の気配はなかった。しかし、それにもかかわらず、日増しに痛みは耐えられないほど激しくなり、ついに死亡した。死体を解剖し、大病の原因を調べると、予想通り、腹部臓器はすべて正常だったので、全腸管の切除を指示した。助手がメスで腸を切除すると、大きな膿瘍に遭遇し、焦がした革のような、どす黒い悪臭のある膿が流れ出た。これが若者の死因だったことが分かった。黒胆汁がここに流れ込み、徐々にこの膿瘍を形成したのである。[17]

イギリスの外科医ザカリー・コープ[18]はこの記録を虫垂炎に関する最初の記述かもしれないと考えている。しかし、ベニヴィエニはこの解剖学的な形態の異常を病気の原因とは考えなかった。ヒポクラテス以来の体液病理説に基づき、黒胆汁の過剰という体液の異常が原因であり、膿瘍という解剖学的な異常はその結果だと考えたのである。

ベニヴィエニから一、二世代ほど後の解剖医たち、ベレンガリオ・ダ・カルピ、ヴェサリウス、エウスタキオらは、人体の正常構造だけでなく、解剖学的な異常も記録した。これらの記述もきわめて簡単なものが多く、現代の病理学でも解釈が困難なものが少なくない。たとえば、ヴェサリウスの後継者レアルド・コロンボは、一五五九年に著書『解剖学』の最終章「解剖でまれに認められる所見」にそのような所見を集めた。その中に「とくに回腸苦で死んだ人で、指よりも長い腸が別の腸に入り込んでいるのを観察した」[19]という記述がある。この記述は腸重積に関する最初の説明とみなされることが多いが、虫垂炎の説明と考える人もいる。

一六〇五年にイギリスの哲学者ベーコンは著書『学問の進歩』で、病理解剖の意義を指摘し、それが軽視されていることについて次のように述べている。

病気の足跡と病気による内臓の被害、すなわち膿瘍、潰瘍、断絶［創傷のこと］、化膿、消耗、萎縮、肥大、けいれん、転位、閉塞、多血と、なおまた、結石、肉腫、瘤、寄生虫などのようなすべての不自然な物質とについていえば、それらのものは何回としれぬ解剖によって正確に観察され、人びとのさまざまな経験を寄せてもらい、また、それらを発病順にありのままにも記すが、死んだ患者の解剖の場合にはもっと学理的に、それらからおこった病状と徴候に関連[20]

させながら、注意ぶかくしるすべきであった。ところが、現在も、身体を切開するとき、そうしたことが無造作にだまって見逃されているのである。

ベーコンは、内臓の変化は病気つまり体液の不均衡の結果であるとともに、いろいろな症状の原因になると考えたのである。これは近代の固体病理説のはしりである。

一方、病理解剖の意義を認めない者もいた。一六六八年にイギリスのヒポクラテスといわれるトマス・シデナムは、哲学者ジョン・ロックの著書『解剖学』[21]の原稿の余白に、「病気の種を探すために死体や生体の腸を調べ、医学を大げさにもっともらしく推し進める医者がいるが、そのような努力は成果がないか期待できないことを明らかにする」と書き込み、病理解剖の意義を嘲笑した。また、シデナムの若い友人ロックも「自然は知覚できないほど細かい部分によって身体を操作するので、私の考えでは、顕微鏡やその他の発明品の助けを借りても、それを見ることは望むべくもない」という不可知論を展開した。

しかし、病理解剖の知識は着実に蓄積されていった。

### (2) シデナムのイレウス概念

一七世紀になると、一六六六年にトマス・シデナムは、イレウスが小腸疾患でコリクスが大腸疾患という区別を放棄した。その代わり、いろいろな腹痛をコリクスと呼び、イレウスを「偽のイレウス」と「真のイレウス」に分類した。それぞれ次のように説明されている。

［腸の］痛み[22]の原因としての逆蠕動には、閉塞と刺激という二つの原因が挙げられる。

閉塞。腸を塞いで下方に通れなくするものが何であれ、それが腸の逆蠕動を引き起こすことは当然であり、既知の事実である。そのような障害物のリストには、硬化した糞便、大量のガス、腸の結絡、嵌頓ヘルニア、炎症、腸内腔を遮る腫瘍が挙げられる。逆蠕動の原因が腸自体ではなく腸内容の作用であることは否定できず、逆蠕動は腸管全体ではなく、閉塞部位より上の部分だけに起こるため、私は障害物が引き起こす病気を偽のイレウスと呼んでいる。

刺激。イレウスにおける腸の逆蠕動の原因は一般的に次の通りだと思う。発熱発作と血液の興奮が新たに起きたとき、悪性の刺激的な体液が胃とそれにもっとも近い腸管の部分にとどまる。まず胃の動きが逆転する。胃には胃を苦しめる物質がある。それを喉から激しく吐き出すことは抑制されているが、その作用は強い。小腸は衰弱しているが、胃と連続しており、その影響を受ける。大腸は最後に影響を受ける。胃内容の嘔吐が先行し、ほかの腸内容［糞便］の嘔吐はそれに続く。これが真のイレウスである。

「偽のイレウス」は閉塞のある腸の通過障害で、現在の機械性イレウスに相当する。「真のイレウス」は閉塞のない腸の通過障害で、現在の機能性イレウスに相当する。すなわち、機械性イレウスと機能性イレウスという用語は用いられていないが、これらを区別したのはシデナムが最初と思われる。シデナムは病理解剖の意義を否定したが、機械的な障害物［閉塞］がイレウスを引き起こすことを認めたのは、明らかに病理解剖の影響を受けていたからである。また、シデナムは体液病理説を信じたが、ヒポクラテスやガレノスとは異なり、腸の炎症ではなく、神経障害［刺激］を真のイレウスの原因とみなしていた。

ちなみに、シデナムはイレウスのひとつとして嵌頓ヘルニアを挙げている。内科医は嵌頓ヘルニアをイレウスとして治療していたからである。一六世紀にフランスの外科医フランコが嵌頓ヘルニアの手術を開発したが、シデナムの時代にフランコの手術はまだ普及していなかった。当時、嵌頓ヘルニアという病名はなかったので、シデナムは嵌頓ヘルニアのことをラテン語で「ヘルニアの腸狭窄 constrictio intestinorum in hernia」と表現している。[23]

シデナムは自らの臨床的な観察に基づいて多くの疾患を区別した。コリクスには胆汁性疝痛や子宮性疝痛などのいろいろなコリクスがあり、重症のコリクスがイレウスになると考えた。つまり、イレウスをコリクスのひとつとみなしていた。

### （3）ボネーの疾病分類

シデナムは病気には動物や植物と同じく種類があると考え、動物学や植物学のように病気を分類しようと試みた。シデナムの試みは失敗した。病気を分類することはあらゆる病気を網羅するに等しいが、シデナムは自分の観察だけを基礎にしたからである。しかし、このシデナムの考えは共感を呼び、その後は病気を分類する試みが続けられた。この病気の集大成にはじめて成功したのは、スイスの医師テオフィル・ボネーだと思う。

シデナムやロックはその意義を否定したが、病理解剖は頻繁に行われるようになった。病死者の病理解剖でみつかった異常に関する剖検記録が徐々に増加し、一七世紀末には剖検報告を集成した本がいくつも現れたが、その中ではボネーのものが最大だった。ボネーが集めた記録に自分自身の症例はほとんどなかったので、剖検所見を症状と徴候に関連させることができなかったという理由から、ボネーの著書は軽視されることが多い。しかし、病気を網羅して分類するという点では、おおむね成功していたといってよいと思う。

一六七九年[24]にボネーは過去二世紀の間に約四〇七人の解剖学者が報告した約三〇〇〇件もの剖検記録を集めることができた。ボネーの著書『墓地あるいは実用解剖学』は、一七〇〇頁余からなるフォリオ判の大作で、剖検記録と関連文献を症候に基づいて分類し、第一巻：頭部疾患、第二巻：胸部疾患、第三巻：腹部疾患、第四巻：その他にまとめている。イレウスとコリクスについては、第三巻の第一四部「結腸苦や回腸苦などの腹痛」に一〇〇件を超える報告が集められ、前述したべニヴィエニとコロンボの報告例も入っているが、一七六一年にモルガーニが次のように述べている。

『墓地』[25]の第三巻第一四部にある観察は大部分が腸の痛みに関係しているが、痛みにはほかの腹部臓器に関連するものもたくさんあり、内因性のものだけでなく、打撃や傷などの外因性のものもある。……私の観察を結腸苦と回腸苦の二群に分ける際に、『墓地』の作者を模倣するつもりはないが、この分割を認めないわけでもない。

つまり、ボネーによる腹痛の分類は、基本的にイレウスとコリクスに分ける古いものにすぎなかった。一方、シデナムの分類によれば、コリクスにはイレウスのほかに胆汁性疝痛や子宮性疝痛などのいろいろな腹痛があり、イレウスには偽のイレウスと真のイレウスがあった。一八世紀のモルガーニの考えには、シデナムの影響が現れていた。

腸重積や腸狭窄などの解剖学的な異常を示す言葉は、ボネーの『墓地』で使われてはいたが、まだ病名にはなっていなかった。これらの異常は病気の原因ではなく、体液バランスが崩れた結果として生じる形態の異常と考えられていたからである。病気の根本的な原因は、あくまで体液の不均衡にあると考えられていた。したがって、病理解剖がなかった時代には、イレウスの原因はすべて機能性と考えられ、腸閉塞という病名はなかった。病理解剖で腸閉塞の存在が明らかにされた後でさえ、古代のイレウスという概念にとらわれ続けた。

(1) Carson HW : The Iliac Passion. Ann Med Hist 3 : 638-649, 1931. Iliac passion に決まった翻訳語はないが、結腸苦

colic passion と対をなすので、本書では回腸苦と翻訳した。Colic は結腸に由来する言葉なので、対応する iliac は回腸に由来すると考えられ、passion は苦痛を意味するからである。ちなみに、一九四〇年に東京大学の塩田廣重教授は回腸苦悩や大腸苦悩と飜訳した。Volvulus については、ケルススは薬草の名称として用いただけで、ileus の別称として用いたのはアレタイオスが最初である。なお、イレウスの末期には糞便に似たものを嘔吐［糞性嘔吐という］するので、中世になるとイレウスは吐糞症とも呼ばれた。イレウスでは、腸蠕動の逆転が胃からはじまって下位腸管に広がり、ついには結腸に到達して糞便を嘔吐すると考えられていた。糞性嘔吐は結腸閉塞の症状と長い間みなされてきたが、糞性嘔吐はむしろ小腸閉塞にだけみられ、結腸閉塞では嘔吐そのものが少ないことがアメリカのワンゲンスティーンによって明らかにされた。

（2）近藤均訳『疾病について』第三巻第一四節。大槻真一郎編集「ヒポクラテス全集」第二巻三三二頁、一九九七。「ヒポクラテス全集」ではギリシア語 eileos は腸閉塞と翻訳されているが［第一巻九九一頁］、本書では訳語をイレウスに変更した。腸閉塞という病名は古代ギリシアにないからである。現代ヨーロッパ語のイレウスはギリシア語 eileos のラテン語訳 ileus に由来している。かつてギリシア語 eileos は「閉じ込める」という意味の動詞 eileo から派生したといわれていた。イレウスの代表的な症状、嘔吐と便秘は腸の閉塞症状なので、イレウスという病名がついたと考えられていた。しかし、最近の考えでは、ギリシア語 eileos は「回る、巻く、曲がる」という意味のギリシア語の動詞 eiluo または eileo に由来するとされている。これはクネクネと動き回る小腸とくに回腸 ileum の語源になり、小腸の病気であるイレウス ileus の語源にもなったという。また、身をよじるほど激しい腹痛を訴えるので、イレウスと呼ばれるようになったともいわれている。

（3）近藤均訳『疾患について』第二一節。大槻真一郎編集「ヒポクラテス全集」第二巻五〇頁、一九九七。

（4）Leichtenstern OML : Verengerungen, Verschlissungen und Lageveraenderungen des Darms. In Ziemssen's Handbuch der speciellen Pathologie und Therapie. Bd VII-2, pp.359-555, 1876

（5） Alvarez WC : The syndrome of mild reverse peristalsis. JAMA 69 : 2018-2024, 1917 Dec

（6） Wilms M : Der Ileus. Pathologie und Klinik des Darmverschlusses. Deutsche Chirurgie, Lieferung 46, pp.1-12, 1906.

（7） Bostock J & HT Riley : Natural History of Pliny. vol 5, pp.155-156, 1856 [博物誌二六巻六章]

（8） ケルスス著、石渡隆司・渡辺善嗣訳 『医学論』 医事学研究 第四巻二五八頁、一九八九年。

（9） Aurelianus C : On Acute Diseases and on Chronic Diseases. p.391, translated by Drabkin IE, 1950. このカエリウス・アウレリアヌスの本はソラヌス著『急性疾患と慢性疾患』のラテン語訳である。ギリシャ語の原文はわずかしか残っていないが、ラテン語訳は一九五〇年に英訳された。

（10） Paulus Aegineta : The Seven Books of Paulus Ægineta. vol.2, p.531, translated Adams F, 1846

（11） Paulus Aegineta : Op. cit., p.538, translated by Adams F, 1846. この引用文の原文はギリシア語なので、「回腸苦」の原語はラテン語の iliaca passio ではなくギリシア語の eileos だと思われる。というのは、翻訳者のアダムズはヒポクラテスの『流行病』第三巻でも eileos を iliac passion と英訳しているからである [The Genuin Works of Hippocrates. vol.1, p.396, 1849]。

（12） Albert E : Die Herniologie der Alten. Berichte des Naturwissenschaftlichen-Medizinischen Verein Innsbruch 7-2: 11-81, 1878

（13） McVaugh MR : Cataracts and hernias, aspects of surgical practice in the 14th century. Med Hist 45 : 319-340, 2001 ロジャーからランフランクまではイタリアの外科医、モンドヴィルとショリアックはフランスの外科医。

（14） Ardern J : Fistula in Ano. Edited by D'Arcy Power, p.58-59, 1910

（15） 坂井建雄 「一八世紀以前ヨーロッパにおける医学実地書とその著者」 日本医史学雑誌六一（三）：二七三 - 二

九七、二〇一五

(16) Cholmely HP : John of Gaddesden and Rosa Anglica. p.69, 1912

(17) Benivieni A : The Hidden Causes of Disease. transl. by Singer C. pp.80-83, 1954

(18) Cope VZ : A History of Acute Abdomen. p. XXX, 1965

(19) Colombo R : De Re Anatomica. libri 15, De iis quae raro in anatome, pp.262-269, 1559

(20) ベーコン著、服部栄二郎・多田英次訳『学問の進歩』岩波新書、一九七頁、一九七四年。
「病気の足跡 footsteps」という言葉は、一五五九年にオランダの医師レムニウスが著書『自然の隠れた驚異』で「病気の後に身体に残る不調や痛み」という意味で用いたが、ベーコンは「病気による生体の変化」すなわち「病変」という意味に用いた。

(21) Dewhurst K : Locke and Sydenham on the Teaching of Anatomy. Med Hist 2 : 1-12, 1958
・Nuland SB 著、曽田能宗訳『医学をきずいた人びと』（上）二二五頁、一九九一年。

(22) Sydenham T : The Works of Thomas Sydenham. translated by Latham RG, vol 1, p.67-68, 1848.

(23) Sydenham T : Observationes medicae circa morborum acutorum historiam et curationem. p.68, 1676.

(24) Bonet T : Sepulchretum sive anatomica practica. Lib 3, Sec 14, pp.206-277, 1700
第三巻「腹部疾患」一四部「腹痛」第二〇章「腸重積によるイレウス」をみると、volvulus という用語がしばしば腸重積に用いられていたことが分かる。

(25) Morgagni GB : The Seats and Causes of Diseases Investigated by Anatomy. transl. by Alexander B, vol 2, 34th Letter 2, p.124, 1769

# 第三章　イレウス概念の歴史――内部絞扼と腸閉塞

一七世紀にイギリスのシデナムは、真のイレウス［機能性イレウス］と偽のイレウス［機械性イレウス］に分類した。一八世紀になると、真のイレウスは腸の神経異常に起因すると説明されたが、病理解剖の発展によって機械的な原因が次々と明らかにされていった。つまり、ほとんどのイレウスは偽のイレウスであることが分かった。一九世紀になると、イレウスという病名は内部絞扼や腸閉塞という病名に取って代わられたが、病理解剖を行っても原因の分からないイレウスはまれではなかった。そのような例は、イレウスと呼ばれ続けた。

## 1．一八世紀のイレウス

一七世紀から一八世紀はじめには、神経作用に関する研究が進み、イレウスの概念に大きな影響を与えた。イギリスのグリソン、ドイツのシュタール、スイスのハラーらにより「刺激が神経によって運ばれ、器官を興奮させる」という考えが確立され、シデナムのいう真のイレウスは腸の炎症ではなく神経の異常に起因する病気とみなされるようになった。

## （1）医学辞典

一七世紀末から一八世紀にかけてイギリスでは医学辞典が発展したが、医学辞典の説明は出版当時の医学用語の概念を知るのに便利である。イギリスで最初の医学辞典は、一六八四年にオランダの医師ブランカールの『希羅医学辞典』［一六七九年］を英語に翻訳したもので、この辞典はコリクスとイレウスを次のように説明している。

結腸苦[1] colic passio は悪性の動物精気による腹部の激しい痛みである。腸間膜の神経の屈曲に起因するので、結腸に由来するという考えは誤りである。この病気の原因を酸性膵液に求める人もおり、ほかの考えもあるが、誤りである。

イレウスは、ほとんどが回腸の病気であり、腸の上部が下方の腸の中あるいは逆方向に巻き込まれている場合は腸捻転［腸重積］と呼ばれる。

一八世紀には薬剤師で医学博士のクインシーの『医学辞典』が好評を博した。一七一九年に出版された初版では、イレウスの項目がなく、回腸苦が次のように説明されている。

回腸苦[2] iliack passion は神経性疝痛のひとつで、その病巣は回腸にあり、腸がねじれたり、腸の一部が隣接する前後の腸の中に入ったりするので、腸捻転とも呼ばれている。

イレウスの項目は一七八七年の第一〇版ではじめて現れ、「コリクスを見よ。しかし、詳しくは回腸苦を見よ」という説明がある。コリクスは初版から次のように説明されている。

コリクス colick[2] は、厳密にいうと元来は結腸の障害のみを意味していた。しかし、習慣的には痛みを伴う一般的な胃腸障害に用いられている。そして、この広い意味で、これは次の四つにはっきり分けるのが便利である。

胆汁性疝痛：大量の胆汁または苛烈な胆汁に由来し、腸を刺激して継続的な腹痛を引き起こし、一般的には下痢を伴う。鎮痛薬と軟化薬で治療され、不快な体液を段階的に取り除いて和らげる鎮痛剤、アヘン剤、軟化剤がもっとも効果的である。

鼓腸性疝痛：鼓腸による腸の痛みで、風気が腸内に溜まり、不均一で不自然な大きさに膨張させる。これは駆風剤と穏和な下剤で治療される。

子宮性疝痛：子宮の障害から生じ、器官の感応によって腸に伝達される。通常のヒステリーとして治療されるコリクス。

神経性疝痛：腸自体の痙攣やゆがみ、精気の障害、構成線維の神経液に起因する。それによって、腸の内腔は多くの場所で狭められ、ときには頑固な障害物になる。これは、活発な浄化剤がもっとも効果的で、同時にアヘン剤と軟化剤の希釈剤がたくさん含まれる。このコリクスには一般に結石疝痛と呼ばれるものもある。これも子宮疝痛のように、膀胱や腎臓の結石や砂利の刺激が器官の感応によって腸に伝達されたものである。一般的に腎臓病薬や油性利尿薬または駆風性のテレビン油の浣腸が効果的である。

この説明は、初版から一七九四年の『医学用語辞典』第一一版まで、まったく書き換えられることはなかった。こうして、コリクスはいろいろな腹部臓器に起因する病気で、イレウスは腸の病気で神経性疝痛のひとつだと考えられるようになった。したがって、嵌頓ヘルニアや腸重積などによるイレウスは神経性疝痛に属すると考えられていた。

## (2) 疾病分類

医学辞典だけでなく、疾病分類も当時の医学用語の概念を知るのに便利である。病気を分類するというシデナムの考えは一八世紀にも引き継がれた。一七世紀のボネーは剖検報告を症状ごとに分類したが、一八世紀には新しい医学理論とリンネの分類方式に基づいて病名が分類された。フランスのソヴァージュはドイツのシュタールの生気論に基づいて分類し、イギリスのカレンはオーストリアのハラーの神経作用に関する考えに基づいて分類した。

一七六三年[3]にフランスの医師ソヴァージュは、リンネの植物分類法を用い、あらゆる病気を一〇綱四三目二九四属に分類した。その基本理念は体液病理説で、激しい嘔吐を体液の喪失とみなし、イレウスを第九綱「体液の流出」の第二目「腹部」第一四属「イレウス」に分類した。また、イレウスを一四種に分類し、回腸苦をそのひとつとみなし、「回腸苦は、下腹痛、腹鳴、便秘を伴い、糞性嘔吐に終わる急性疾患である」と定義した。別のひとつにシデナムの真のイレウスがあり、痙攣性イレウスと呼んだ。コリクスについては、第七綱「疼痛」の第四目「腹痛」第二三属「コリクス」に分類し、シデナムにならって腹部臓器の疼痛とみなした。[4]

一七六九年にカレンは四綱一九目一三二属に分類し、一七八〇年の改訂版では四綱二〇目一五〇属に分類した。イレウスについては、改訂版の第二綱「神経病」第三目「痙攣性」第五八属「コリクス」に分類したが、これには次のような註記を付した。

> イレウスとコリクスの違いは程度だけのように私には思える。したがって、ここではさまざまなコリクスのみを分類した。実際、多くの医師はすべてのイレウスを炎症性と考えている。しかし、私は炎症を伴わず糞性嘔吐を伴う腹痛またはコリクスの例を何度か見た。炎症がコリクスの後に存在するか発症する場合、ソヴァージュは適切にそれをコリクスと呼び、症状の悪化によって病名を変更したりしていない。しかし、炎症が最初から存在し、腹部の痛みと嘔吐を伴う場合、私はその病気を腸炎とみなす。しかし、イレウスをコリクスと異なる属に分類することは決してできない。

以上の医学辞典の記述や疾病分類に腸閉塞という病名はない。一八世紀には、あらゆるイレウスが重症のコリクスとみなされ、すべて神経病に分類された。つまり、シデナムが偽のイレウスと呼んだ腸閉塞も炎症性または神経性の「イレウス」という分類にまとめられていた。

### (3) 病理解剖の発展

一七世紀にボネーは症状を分類したが、剖検所見を病気の原因と結びつけることはできなかった。病理解剖で観察される腸閉塞などの解剖学的な異常は、病気の原因ではなく結果、つまり体液バランスの異常によって起きた形態の変化だと考えられていたからである。

解剖学的な異常が病気の結果ではなく原因とみなされるようになったのは、一七六一年にモルガーニが『解剖により明らかにされた病気の座と原因』[5]を出版した後のことである。この本は七〇通の手紙からなる書簡形式で書かれている。モルガーニはボネーにならって症例の剖検所見を集め、第一巻：頭部疾患［全一四通］、第二巻：胸部疾患［全一三通］、第三巻：腹部疾患［全二一通］、第四巻：外傷と全身疾患［全一一通］、第五巻：補遺［全一一通］の五巻にまとめた。イレウスやコリクスについては、第三四書簡「腸の疼痛」で説明されている。モルガーニが集めた症例は約七〇〇例だったが、文献だけに基づいたボネーとは異なり、すべて自分の患者か師のヴァルサルヴァの患者の記録だった。したがって、あらゆる病気を網羅することはできず、病気を分類することはできなかったので、「頭から踵まで」という古い記載方法に則って病気を説明した。残念なことに、第三四書簡の三二節でモルガーニは「腸重積はまだ経験がない」と述べている。しかし、おもな病気は、剖検所見だけではなく、生前の病歴も詳しく説明することができた。そのため、死後の解剖所見から生前の症状を説明することが可能になり、患者が生きているうちに体内の解剖学的な異常を診断する技術が開発されるようになった。

モルガーニの時代までには、イレウス症状［腹痛、嘔吐、便秘］を起こす解剖学的な異常がたくさん知られていた。一九世紀のドイツの内科医ライヒテンシュテルンは、一八世紀までにイレウス患者の剖検で発見された腸閉塞を次のように整理している。

腸重積[(6)]は、一六世紀にコロンボ、ヒルダヌス、リオラン、一七世紀にパイエルとロイスが報告した。

腹部腫瘍が腸を側面から圧迫することによる腸閉塞は、一七世紀にヒルダヌス、リオラン、トゥルプ、ボネー、ブールハーフェが報告した。

偽靭帯と索状物による腸の絞扼は、一六世紀にアルベルト、一七世紀にボネー、一八世紀はじめにラ・ペロニー、一八世紀半ばにモンローが報告した。

腸捻転は、一六世紀にプラター、一七世紀にブラシウスとバルベッテ、一八世紀にブルセリウスが報告した。

腸の結節と集塊の形成は、一六世紀にリヴェリウス、一七世紀にボネーとバルトリン、一八世紀にブルセリウスが報告した。

腸の癌と癌性硬結によるイレウスは、一六世紀にホラー、ヒルダヌス、ディヴェルススが報告した。

横隔膜ヘルニアは、一六世紀にパレ、ヒルダヌス、バロニウス、一七世紀にブランカール、ゼンネルト、シェンク、リヴェリウス、ブレニーが報告した。

先天性の鎖肛は、七世紀にパウロス、一五世紀にベニヴィエニ、一六世紀にメルクリアリス、アクアペンデンテ、ドナトゥスらが報告した。

胆石や腸石による腸閉塞は、一七世紀にマルピーギとロイス、一八世紀にシャプタルとサンディフォルトが報告した。

異物による腸閉塞は、一六世紀のフェルネル、一七世紀のケルクリングらが報告した。

腸の憩室は、一六世紀にブオナゾリウスとヒルダヌスがはじめて記載し、とくに一七世紀のロイスと一八世紀のリトレ以来しばしば詳述され、一九世紀にメッケルが発生機序を明らかにした。腸の憩室の嵌頓は一八世紀半ばにモスカティとデヴェランが記載した。

十二指腸空腸ヘルニア［傍十二指腸窩ヘルニア］は、一八世紀半ばにノイバウアーがはじめて報告した。腸間膜や大網の異常な開口部による腸の嵌頓［腸間膜裂孔ヘルニア］は、ブランビラ、モンロー、カリゼン、デ・ハーエンが報告した。

一八世紀には、医学辞典、疾病分類、病理解剖のどれでも、嵌頓ヘルニアはイレウスのひとつとみなされていたので、このリストには嵌頓ヘルニアが含まれていない。ライヒテンシュテルンは嵌頓ヘルニアにおけるイレウスは腸の炎症が原因であり、炎症に起因するイレウスは機械的な腸の通過障害［腸閉塞］ではないと考えていたからである。

一八世紀におけるイレウス患者の剖検では、腹膜炎は認めるが、腸閉塞は認めない例が少なくなかった。しかし、一九世紀までは、腹膜炎というより、腸などの腹部臓器の炎症が主体と考えられていた。これらの病気は、腸閉塞は認めないがイレウス症状を起こすので、昔ながらに回腸苦とかイレウスと呼ばれ続けていた。それゆえ、ライヒテンシュテルンの腸閉塞のリストには、炎症に起因するイレウスだけでなく、いわゆる機能性イレウスはすべて入っていない。

以上のことは、一九世紀はじめからライヒテンシュテルンの時代までに、イレウスという概念に大きな変化が起きたことを意味している。

## 2．一九世紀のイレウス

モルガーニの『病気の座と原因』は多くのヨーロッパ語に翻訳され、各国で病理解剖を行うことが奨励されるようになった。とくに革命後のフランスでは病理解剖の普及が顕著で、モルガーニが五〇年以上かけて集めた症例を数年で集めることができた。一七八九年のフランス革命から一八四八年の二月革命までの約半世紀は「医学革命」の時代と呼ばれ、この時代にフランス医学をになった医師たちを総称してパリ臨床学派という。

## (1) 固体病理説の確立

解剖学的な形態の異常を病変といい、病変を病気の原因とみなす考えを固体病理説という。固体病理説は、モルガーニによって基礎がつくられ、患者が生きているうちに症状から病気を推定する理学的検査[視診、触診、打診、聴診]の発達をうながした。一九世紀になると、解剖学的な視点から、新しい病名がつくられるようになった。

現代の固体病理説は「医学革命」の時代に確立したといえる。一八世紀末にパリ臨床学派、とくにピネルは病変という概念を広めた。[7] 病変というフランス語は、もともと創傷を意味したが、病気による解剖学的な異常を意味するようになった。[8] 一八三〇年頃にブルセは、症状から病気の治療を考えることを批判し、症状ではなく病変に基づいて病気の治療を説明すべきだと主張した。そのため、イレウスという病名は避けられ、病理解剖学的な所見が病名として用いられ、コリクスは病名ではなく激しい腹痛を意味する一般名詞とされるようになった。一八四二年から一八四六年にかけてオーストリアの病理学者ロキタンスキーが[9]『病理解剖学ハンドブック』を出版して以来、病変に基づいた疾病分類が広く行われるようになった。

一八四六年に麻酔法、一八六七年に消毒法が開発されると、イレウスに対する開腹手術が徐々に行われるようになった。開腹する前の診断と開腹所見が照らし合わされ、固体病理説はいっそう地歩を固めていった。古代人の「イレウス」は、互いに区別できる多種多様な病変に起因していることが明らかにされた。これらの病変は、一九世紀半ば頃からはじめて外科書で説明され、イレウスではなく腸閉塞という病名で呼ばれるようになった。イレウスという病名は、概念があいまいだったので、使用が敬遠されたのである。

一九世紀には、イレウスに代わる病名として、いろいろな病変の名前も用いられるようになった。しかし、患者の生前にすべてのイレウスで解剖学的な原因を診断できるとは限らなかったので、イレウスという用語は使われ続けた。イレウスは多くの疾患を総称する症候群であり、診断できないときには便利な病名だったからである。

## (2) 内部絞扼、腸閉塞、内ヘルニア

一八〇七年にイギリスの外科医クーパー[10]は、有名な『ヘルニア論』下巻の最終章「腹腔内の腸の絞扼」で、腹腔内で腸が嵌頓する［絞扼される］原因として、腸間膜裂孔、癒着、索状物の三つを挙げたが、イレウスという病名は用いなかった。一八三八年にイギリスの外科医ロレンス[11]は、自著の『ヘルニア論』第五版で、これらを内ヘルニアと呼んだ。

一八一二年から一八二二年にフランスで編纂された『医科学事典』全六〇巻は一九世紀初頭における医学知識の集大成だが、一八一八年に第二三巻の「イレウス」の項を担当したパリの若き内科医モンファルコンは、次のように述べている。

イレウス[12]ほど多くの者が説明している病気はおそらくないだろう。一つの病気だけを研究した

人々を除き、みながイレウスの特徴を漠然と説明し、病名を混乱させている。彼らはイレウスという病名で、さまざまな内部絞扼の病歴を語り、病気の時期によってさまざまな病名に変えている。……私はイレウスの完全な病歴をつくりたい。この神経疾患のさまざまな時期の腸の状態を説明し、とくに種を研究し、それらとある程度類似している病気と比較する。まったく新しい病名である内部絞扼はイレウスに属し、非常に多い病気である。異なる種を指摘し、いくつかの選択された観察で私の分類を確立する。

モンファルコンは内部絞扼という新しい概念を提案した。嵌頓ヘルニアは外部絞扼なので内部絞扼から除外されたが、内部絞扼という用語は嵌頓ヘルニア［絞扼ヘルニア］から類推してつくられたと思われる。モンファルコンによれば、多くの腸閉塞がイレウスを起こし、腸閉塞の原因はすべて回腸苦を起こすが、イレウスはしばしば内部絞扼に変化するという。モンファルコンの説明には矛盾が少なくなかったが、内部絞扼という概念は、フランスの外科医デュピュイトランやオーストリアの病理医ロキタンスキーらによって洗練され、イレウスという病名に取って代わるようになった。一八六八年にフランスの内科医トルーソーは次のように述べている。

イレウス、腸捻転、回腸苦、吐糞症という病名は、腹部膨満、急性の腹痛、絶え間ない激しい難治性の嘔吐、便通の途絶を伴う病気に与えられていた。患者が治療を受けずに放置された場[13]

合、そして積極的な対策が講じられた多くの場合でも、この病気はつねに致命的である。かつて、この病気は本質的に痙攣性の病気とみなされていた。しかし、一八世紀にさえ、病理解剖がその本当の性質を教え、イレウスと嵌頓ヘルニアとの間の大きな類似性を示し、痙攣と考えられていたものがもっと具体的なものであり、恐ろしい症状が構造的な通過障害に起因することを明らかにした。私たちの時代では、内部絞扼が前述した名前に代わる用語である。この病名は病気を引き起こす状態をより正確に説明している。しかし、一八五七年に当院［現在のオテル・デュ］のすぐれたインターンが、腸の絞扼の代わりに腸閉塞 occlusion intestinale という用語を用いることを提案した。この病名は後天性の腸閉塞のあらゆる例に適用でき、腸閉塞のもっとも多い原因であるヘルニアにも適用できるという利点がある。

病理解剖の発展により、イレウスの原因の多くは機械的な腸の通過障害であることが明らかになり、一九世はじめにイレウスという病名は変化した。フランスでは、まず内部絞扼と呼ばれ、後に腸閉塞と呼ばれるようになった。イギリスでも、当初は内部絞扼という病名が用いられたが、一九世紀中頃から腸閉塞という病名が用いられるようになった。

シデナムは腸閉塞［偽のイレウス］という用語を機械的な腸の通過障害にだけ用い、真のイレウス［閉塞のない腸の通過障害］に対比させた。しかし、一九世紀には、腸閉塞という用語はイレウスに代わる用語として広く用いられたため、腸閉塞は機械的な通過障害と機能的な通過障害という両方の意味に用いられるようになった。

### (3) イレウスの分類

一八五四年[14]にイギリスの外科医エリクセンは腸閉塞の原因には機械的なものが多いが、痙攣性や炎症性のものにも注意が必要だと述べた。つまり、エリクセンによれば、腸閉塞には機械的な腸の通過障害と機能的な腸の通過障害の両方があることになる。

一八六〇年[15]にフランスのデュショーソワは、医学アカデミーの懸賞を勝ち得た論文で、内部絞扼を神経性の絞扼と解剖学的な絞扼に二分した。神経性絞扼は痙攣性絞扼とも呼ばれ、機能的な腸の通過障害である。つまり、デュショーソワも内部絞扼［腸閉塞］には機械的な腸の通過障害と機能的な腸の通過障害があると考えたのである。

一八七六年[6]にライヒテンシュテルンは、機械的な腸の通過障害だけを腸閉塞と呼んだ。さらに、「イレウスの概念は吐血や喀血と同じレベル」の症状にすぎないと述べ、一八世紀に有力だった神経性イレウスを疑問視し、痙攣性イレウスと逆蠕動性イレウスの存在を否定した。しかし、イレウスという病名は破棄できなかった。というのは、機械的な腸の通過障害のないイレウスの存在、たとえば糞詰まりによるイレウスを否定できなかったからである。ライヒテンシュテルンはこれを麻痺性イレウス paralytic ileus または動的［動力的］イレウス dynamic ileus と呼び、機械的な腸の通過障害である腸閉塞から明確に区別した。

一八八三年[16]にイギリスのトレヴズは、『腸閉塞』という論文でイギリス外科医師会のジャクソン賞を受賞し、腸閉塞の原因を病理解剖学的に九つに分類した。すなわち、①索状物・内ヘルニア、②腸捻転、③腸重積、④腸狭窄、⑤腫瘍、⑥外圧、⑦胆石・異物、⑧腸結石、⑨糞詰まりである。トレヴズはライヒテンシュテルンにならい、糞詰まりだけにイレウスという用語を用い、糞塊をつくる腸の通過障害を麻痺性イレウスと呼んだ。ライヒテンシュテルンのように腸閉塞とイレウスを区別するならば、麻痺性イレウスを腸閉塞の原因とみなすべきではない。そのためか、一八九九年の『腸閉塞』第二版でトレヴズは、「教科書やこの著作の前版に記載されているような麻痺性イレウスは臨床的には存在しないと考えている」と述べている。

しかし、イレウスと腸閉塞を区別しない考えは、すでに世界の趨勢だった。

一八九六年[17]にアメリカの外科医マーフィはイレウスを①非動的［麻痺性］イレウス、②動的［痙攣性］イレウス、③機械性イレウスの三つに分類した。つまり、すべての腸の通過障害をイレウスと呼び、腸閉塞をイレウスと同じ意味に用いている。

一九〇六年[18]にドイツのウィルムスも、腸閉塞をイレウスと同じ意味に用い、イレウスを①動的イレウス、②閉塞性イレウス、③絞扼性イレウスに分類する三分法を提唱した。また、ウィルムスは機能性イレウスと機械性イレウスに分ける二分法も行った。ウィルムスは「イレウスという用語はできるだけ避けるべき」と考えたが、「イレウスの原因を明らかにできない症例がある限り、イレウスという包括的な病名には生存権がある」と述べている。

マーフィとウィルムスの分類は、イレウスという用語を完全に復活させるものだったが、広く用いられた。一九世紀末から二〇世紀はじめの医学辞典をみると、イレウス＝腸閉塞と考えられていたことが分かる。一八九〇年にアメリカのビリングスは、著書の[19]『国立医学辞典』でイレウスを「腸閉塞、激しい腹痛を伴うが、炎症症状は伴わない」と説明した。一九一四年の『ステッドマン医学辞典』第三版ではイレウスを「激しい疝痛を伴う腸閉塞」、一九一九年の『ドーランド医学大辞典』第一〇版では「腸閉塞による激しい疝痛」と説明している。

第二次世界大戦前の日本では、ウィルムスの三分法が採用され、機能性イレウスではなく動的イレウスという用語が用いられていた。日本で機能性イレウスと機械性イレウスに分ける二分法が普及したのは、第二次世界大戦後のことである。

## 3．現在のイレウス

第二章の冒頭で述べたように、『急性腹症診療ガイドライン二〇一五』によると、「海外では、イレウスとは機能性イレウス（腸管麻痺）のみを示す」ようになったという。しかし、『ガイドライン』が指摘するまで、日本でこれが指摘されることはなかったと思う。外国では、いつ頃からのことで、なぜそうなったのだろうか。『ガイドライン』にはその理由が説明されていないので、今までのイレウスの歴史を調べ、長々と説明してきた。

イレウスの長い歴史を簡単にまとめると、古代には体液病理説が支配的で、イレウスの原因は腸の炎症と考えられていた。腸の炎症が腸蠕動の停止や逆転を起こし、腸の通過障害が起こると考えられていた。つまり、古代人はイレウスの原因をすべて機能性と考えていた。一六、一七世紀に病理解剖が行われるようになると、多くの機械的な原因、つまり腸閉塞が知られるようになったが、シデナムは腸閉塞を偽のイレウスとみなし、真のイレウスの原因は機能性と考えた。その後は一八世紀まで、嵌頓ヘルニアをはじめ、イレウスはすべて機能性イレウスとみなされていた。一九世紀に固体病理説が確立すると、大部分のイレウスは機械的な腸の通過障害であることが明らかになり、イレウスという病名は敬遠され、腸閉塞という病名で呼ばれるようになった。しかし、患者が生きているうちに腸閉塞という診断を確定することは困難だったため、閉塞のない腸の通過障害というイレウスの概念が生き残り、イレウスという病名も使われ続けた。

### (1)「イレウスとは機能性イレウスのみを示す」という考えの起源

イレウスという病名の使用を麻痺性イレウスに限定したのは、ドイツのライヒテンシュテルンが最初である。しかし、最近の「イレウスとは機能性イレウスのみを示す」という考えの起源はライヒテンシュテルンではないと思われる。最近の考えでは、ライヒテンシュテルンとは異なり、麻痺性イレウスが paralytic ileus ではなく inhibition ileus と表記されるからである。[20]

イレウスという病名は第二次大戦後も使われ続けた。たとえば、一九六二年に胎便による糞詰まりは、メコニウム・イレウスと命名された。また、二〇〇〇年の『ステッドマン医学辞典』第二七版で、イレウスは「機械性、運動亢進性、無力性による腸管閉塞」と説明されている。すなわち、二〇世紀末まではイレウス=腸閉塞という考えが一般的だったといってよい。

『急性腹症診療ガイドライン二〇一五』が引用したMeSHはパブメドの見出し語のことだが、パブメドの前身は第一章で引用した『軍医総監局図書館インデックス・カタログ』である。『インデックス・カタログ』は第一から第五までの全シリーズでイレウスと腸閉塞を同義語とみなしている。というのは、第一、第二、第三、第五シリーズではイレウスの説明で「腸閉塞の項をみよ」と指示し、第四シリーズでは腸閉塞の説明で「イレウスをみよ」と指示しているからである。第五シリーズで腸閉塞を収載した第二巻は一九六一年に発刊されているので、この頃までイレウスと腸閉塞は同義とみなされていたと考えてよい。すなわち、MeSHによるイレウスの定義は、『インデックス・カタログ』がコンピュータ化された後になって規定されたといえる。

では、「イレウスは機能性イレウスのみを示す」という考えはいつ誰が唱えたのだろうか。この答えを探す糸口は意外なところでみつかった。

一九六三年に開催された日本の外科医の座談会で、[21]「イレウスという言葉は、英米の教科書によりますと麻痺性のイレウス、或は痙攣性のイレウスというようなfunctionalなものに限って使った方がよかろうということになっております。日本ではそういう風に使っておりませんので……」という発言があった。そこで、アメリカの代表的な外科の教科書である『クリストファー外科学』を調べてみると、第六版［一九五六年］と第七版［一九六〇年］で「腸閉塞」の章を担当したロバート・

ムーアが、「かつて、イレウスという言葉は、機械性であれ機能性であれ、あらゆる形態の腸閉塞を表示するために用いられていた。その後、腸壁の筋肉組織の推進力の異常から生じる[通過]障害、すなわち麻痺性イレウス(抑制性イレウスともいう)と痙攣性イレウスに限定し、この言葉を用いることが慣例となっている」と述べていることが分かった。しかし、残念ながら、この慣例の起源について、ムーアの説明はない。[22]

### (2) 抑制性イレウス inhibition ileus

ムーアは、腸閉塞の分類の表を『クリストファー外科学』第五版にあるワンゲンスティーンの分類を基に作成しており、腸閉塞を機械性、神経性、血管性の三つに分類し、神経性の腸閉塞だけをイレウスと呼んでいる。つまり、「イレウスは機能性イレウスのみを示す」という考えは、ワンゲンスティーンから引き継いだと考えられる。

一九三一年にワンゲンスティーンは腸閉塞を機械性、神経性、血管性の三つに分類し、神経性はさらに麻痺性と痙攣性に分類した。この分類にはそれまでの分類と異なる大きな特徴があった。血管性という分類を設けたこと、麻痺性の腸閉塞を抑制性イレウスと呼んだことである。ワンゲンスティーンはイレウスと腸閉塞を区別し、イレウスを腸閉塞の原因のひとつに限定した。二〇世紀のアメリカにおける腸閉塞の研究はワンゲンスティーンが主導したので、ワンゲンスティーンの分類は『クリストファー外科学』第四版[一九四六年]と第五版[一九五一年]で紹介されて以来、アメ[23][24]

リカではこの分類がよく用いられるようになった。この分類とともに、「イレウスは機能性イレウスのみを示す」という考えが広まったと考えられる。この考えを主張する分類の多くには、ワンゲンスティーンの分類の特徴がみられるからである。

抑制性イレウスという用語はワンゲンスティーンがつくったと考えられている。彼は、腸壁が麻痺しているのではなく、むしろ過剰に活性化した交感神経系によって腸の蠕動が阻害されていると主張しているからである。ワンゲンスティーン自身は抑制性イレウスという用語を自分がつくったとは述べておらず、「イレウスは機能性イレウスのみを示す」という考えを主張してもいない。しかし、状況から推測すると、この考えはワンゲンスティーンからはじまり、その後アメリカで広まったと考えてよいと思う。[25]

## 4. 結　論

現在、国内だけでなく海外の医学辞典でも、イレウス=腸閉塞とみなされることが多い。この考えは世の中にかなり浸透しており、医学辞典どころか、ふつうの国語辞典でさえ、イレウスを腸閉塞と説明している。また、イレウスと腸閉塞を同一視することには問題があるというような批判は聞いたことがない。それゆえ、「従来の機能性イレウスのみをイレウスと呼び、従来の機械性イレウスはイレウスと呼ぶべきではない」という最近の主張については、その理由がきちんと説明されていないので、これを理不尽に感じたのは筆者だけではないと思う。

しかし、イレウスの歴史を調査してみると、この主張にはかなり確かな根拠があることが分かった。元来、あらゆるイレウスは体液バランスの異常が原因であり、「閉塞のない腸の通過障害」すなわち機能的な異常とみなされていた。しかし、一九世紀はじめまでの病理解剖の発展により、イレウスの原因はほとんどが腸の機械的な異常、すなわち腸閉塞であることが明らかになった。それゆえ、イレウスという病名は排斥されるようになったが、腸の麻痺による通過障害、すなわち機能的なイレウスの存在を否定できず、イレウスという病名は生き残った。イレウス＝腸閉塞という考えが生まれたのは、この病名交代による一時的な混乱の結果で、古代から続くイレウスの長い歴史と比べれば、つい最近のことにすぎない。

以上のように、イレウスと腸閉塞は区別すべきであり、「イレウスとは機能性イレウスのみを示す」という主張には立派な理由がある。それにもかかわらず、その理由がなぜ説明されていないのか。これについては、次のように考えられる。

ライヒテンシュテルンやトレヴズは、イレウスと腸閉塞を区別したので、麻痺性イレウスだけにイレウスという病名を用いた。それゆえ、ワンゲンスティーンやムーアと同世代の人にとって、「イレウスという病名が機能性イレウスのみを示す」ことは自明のことで、とくに説明が必要なことには思われなかったのではないだろうか。

(1) Blancard S : The Physical Dictionary, wherein the Terms of Anatomy, etc. 4th ed., 1702

(2) Quincy J : Lexicon Physico-Medicum, or, A New Physical Dictionary. pp.78-79, 1719

(3) Sauvages FB de : Nosographia Methodica. tome 3, pars 1, pp.142-155, et pars 2, pp.116-126, 1763

(4) Cullen W : Synopsis Nosologiae Methodicae. pp.279-280, 1769.
Cullen W : Synopsis Nosologiae Methodicae. editio 3, tom.2, pp.232-239, 1780［引用文は Nosology or a Systematic Arrangement of Diseases, p.122, 1800 の翻訳］

(5) Morgagni GB : Op. cit., 34th Letter 32, pp.154-156, 1769. 第三四書簡三二節でモルガーニは腸捻転と腸重積が混同されていることを指摘し、「現代人によって頻繁に確認されて［腸捻転や］腸重積と呼ばれているものを見たことがあるかどうかと訊かれたら、私はまだどちらも経験がないと率直に答える」と述べている。

(6) Leichtenstern OML : Op. cit., 1876

(7) Bynum W 著、鈴木晃仁・鈴木実佳訳『医学の歴史』五八頁、二〇一五年。パリ臨床学派は解剖学的な異常つまり病変に基づいて病気を分類したので、病変そのものが病名に用いられるようになった。

(8) Charcot JM : Leçons Cliniques sur les Maladies des Vieillards et les Maladies Chroniques. 2me ed, p.x, 1874

(9) Rokitansky CF von : Handbuch der pathologischen Anatomie. 1842-1846. ロキタンスキーは内部絞扼の代わりに内ヘルニアという用語を用いている。

(10) Cooper AP : The Anatomy and Surgical Treatment of Crural and Umbilical Hernia. pp.85-90, 1807

(11) Lawrence W : A Treatise on Ruptures. 5th ed., pp.629-632, 1838

(12) Monfalcon JB : Ileus. in Dictionnaire des Sciences Médicales. tome 23, pp.541-583, 1818

モンファルコンのいう腸閉塞の原語は、oblitération de l'intestin や obstruction du canal intestinal であり、現代語の occlusion intestinale ではない。


(13) Trousseau A : Clinique Medicale de L'Hotel-Dieu de Paris. tome 3, p.195, 1868

(14) Erichsen J : The Science and Art of Surgery. p.749, 1854

(15) Duchaussoy A-P : Anatomie pathologieque des etranglements internes et consequences pratiques qui en decoulent. Memoires l'Academie de Medecine 24 : 97-390, 1860

(16) Treves F : Intestinal Obstruction, Its Varieties with their Pathology, Diagnosis, and Treatment. 1st ed., 1884

・Treves F : Intestinal Obstruction, Its Varieties with their Pathology, Diagnosis, and Treatment. 2nd ed., p.280, 1899

(17) Murphy JB : Ileus. JAMA 26 : 15-22, 72-76, 1896

(18) Wilms M : loc. cit., 1906. 戦後の日本でウィルムスの二分法が普及した経緯は分からないが、アメリカ医学の影響ではないかと思う。

(19) Billings JS : The National Medical Dictionary. vol 1, p.682, 1890

(20) Jensen KG : Meconium ileus equivalent in a fifteen year old patient with mucoviscidosis. Acta Paediat. 51: 344-348, 1962.

(21) 荒木千里ほか「実地臨床シンポジアム（10）イレウス」日外会誌六四、五七-七〇、一九六三

(22) Moore RM : Intestinal obstruction. In Christopher's Textbook of Surgery. 6th ed., p.684-711, 1956 and 7th ed., p.731-758, 1960

(23) Wangensteen OH : Acute bowel obstruction. Minnesota Medicine 14 : 16-28, 1931.

(24) Wangensteen OH : Intestinal obstruction. In Christopher's Textbook of Surgery. 4th ed., p.1030-1058, 1946

(25) Vizi ES : Non-synaptic interneuronal communication. In Osborne NN ed. : Dale's Principle and Communication between Neurones. p.104, 1983

# 第四章　開腹手術の起源

前章で述べたように、一六世紀から一八世紀にかけて、イレウス患者の病理解剖によって多くの病変、つまり腸閉塞が明らかになった。さらに、イレウスと呼ばれていた病気は、開腹して腸閉塞を除去すれば、症状はよくなるのではないかと考えられるようになった。しかし、そんな手術は認められなかった。そもそも当時は体液病理説が支配的だったので、イレウスの真の原因は腸閉塞ではなく、いろいろな体液の過剰や不足だと考えられていた。体液を手術できるだろうか。当時の技術では、せいぜい切開排膿か瀉血ぐらいしかできなかった。当時の開腹手術は殺人に等しかった。腹部外傷の経験から、腹壁が大きく切り開かれたり腸が傷ついたりすると、ほとんどの患者が死ぬことがよく分かっていた。開腹しても腸閉塞がみつからなければ、開腹手術はただの殺人行為になってしまう。開腹するからには、少なくともどんな目的でどんな手術をするのか、手術する前にわきまえておく必要があった。

そんな時代でも行われた開腹手術の記録がある。帝王切開術、卵巣摘出術、胃切開術である。[1]これらの手術は、その目的もやり方も明らかだったので、危険を承知で行われた。避妊のための卵巣摘出術は開腹創が小さいので古代から行われていたが、開腹創が比較的大きい帝王切開術が生きている人間に行われたのはルネサンス時代になってからである。胃内異物を取り出す胃切開術も開腹創は決して小さくはなかった。しかし、開腹創が大きくても、ふくらんだ妊娠子宮や胃袋のすぐ上で開腹すれば、腸が飛び出してくる危険は少なかった。

本章では、この三つの手術の歴史をたどり、開腹手術の発展を概説する。

## 1. 帝王切開術の初期史

帝王切開術と卵巣摘出術は、人間に行われる以前から家畜に行われていたので、歴史が古い。古代ローマでは、難産などによって死亡した妊婦を開腹し、こどもを取り出す手術が義務づけられていた。母親の死亡直後ならば、こどもは生きている可能性があったからである。これを定めた法律を王政時代のローマ帝国の「王の法」というが、ローマ帝国の滅亡後もヨーロッパで細々と行われ続け、一六世紀末頃から「帝王切開」[2]と呼ばれるようになった。

一四世紀にフランスの外科医のショリアックは著書『大外科学』で次のように述べている。

分娩中[3]に妊婦が死亡したら、死に関する章で述べた徴候でその事実を確認し、胎児がまだ生きていると思ったら、「王の法」によって開腹することができる。妊婦の口と子宮口を開き［空気を通し］、肝臓をよけるため、左側腹部に長い切開を置く。歴史家が教えるユリウス・カエサルの生まれ方のように、切開に手を挿入して胎児を取り出す。

母親の死亡後に取り出された胎児はすでに死亡していることが多かったので、もっと早い時期、できれば母親が生きているうちに手術し、母も子も助けることはできないかと考えられるようになった。実際にその手術が行われたこともあったといわれているが、学識のない産婆が執刀することが多かったので、確実な記録は残されていない。一六、一七世紀のヨーロッパでは、生きている母親に開腹手術を行うことには否定的だったと考えられている。たとえば、一五七九年にフランスの外科医アンブロワーズ・パレは、『パレ著作集』の第二四巻三二章「母親が死亡したとき胎児を救う方法」で、次のように述べている。[4]

腹部と子宮を何度も切開された女性を見たことがあるという人たちがいる。そうしなければ生まれなかったこどもが取り出され、しかも生きているという。そう主張する人たちの傲慢さには驚かざるを得ない。母親が死んでもいないのに、そんなことは私にはできない。腹部の筋肉と子宮の実質に大きな傷をつける必要があるからである。こどもをはらんだ女性の子宮は大きくふくらみ、血液に満たされているので、大出血を起こさざるを得ず、当然ながら死を招くに違いない。結論として、子宮の切開が治癒しても、[切開創が瘢痕化して]子宮はふくらむことができず、新たな出産はできないだろう。これらの理由から、このような治療は悲惨で危険な[5]

ので（私の考えでは）行うべきではない。

パレは生きている母親に開腹手術を行うことに反対した。しかし、母親が死ぬとこどもに空気が送られなくなるので、母親の死後の開腹手術は急がなければならないと述べ、それに備えるのが外科医の務めだと主張した。

## （1）ルセの『子宮切開分娩または帝王式分娩』

一五八一年にフランスの医師フランソワ・ルセは、フランス語で『子宮切開分娩または帝王式分娩』という本を著し、その序文を次のように書き出している。

親愛なる読者よ[6]、当初は、私が「帝王式（カエサル）」と呼んだ分娩法に関するパレ氏と私との穏やかな議論について、彼が議論や著作でよく用いるフランス語で簡単なことを書くつもりだった。しかし、私の論理と症例報告の信憑性により、この分娩法は可能だと彼に確信させることができたと考え、私は何も書かないことにした。ところが、ほかの学識のあるすぐれた人たちが以前にも増して私を批判するようになったので、（このような有用な技術が恐怖や無視によって消えてしまわないようにするため）私は再びこの分娩法の弁護にもどり、関連問題を深く掘り下げざるを得なくなった。

ルセはパレと議論し、それをきっかけに、生きている母親の帝王式分娩［帝王切開］を熱心に勧めた。生体の帝王切開を勧めたのはルセが最初だった。当時のフランスでは、医学書の出版にはパリ大学の医学部長と証人二人の認可が必要だったが、このルセの本の証人の一人はパレだった。それゆえ、ルセとパレの間でどんな議論があったのか興味深いが、残念ながら、ルセの本に二人の議論の内容についてはまったく言及がない。

ルセ自身は生体の帝王切開を行ったことはなく、目撃したことさえなかった。しかし、帝王切開を勧める論拠として、帝王切開の実際、理論、定説の三つを挙げた。ルセの本は全六章からなるが、第一章が帝王切開の報告例、第六章が手術法の説明に当てられ、残りはすべて理論と定説に当てられた。定説については、帝王切開に関する考えを述べた大家がいないので、ほかの開腹手術（膀胱結石摘出術と子宮手術）の可能性に関する大家の考えから推論している。

ルセは帝王切開の皮膚切開について次のように述べている。

> 切開を予定する皮膚によく乾く（消えない）良質のインクを用いて印を付ける。切開は、臍の高さから鼡径部に向かって、腹直筋に平行に（これに触れることなく）約三、四横指の幅を空け、最後に恥骨に向かってわずかに湾曲させる。ここで注目すべきことは、この場所の切開の利点で、出血する可能性が低く、ヘルニアが発生した場合の煩わしさが少なく、さらに、切開が低くなりすぎたときより高くした場合の痛みが少ない。同じインクを用いて四、五本の横線

を描き、切開の全長を均等に分割し、腹部切開が元通りに合わさるように縫合するべき場所を指定する。インクの印に続く次の手順は、皮膚を切開し、皮下脂肪に慎重に切り込むことである。長さは約六インチだが、患者の身体によって多少異なる。

帝王切開の記録は一〇例が集められ、そのうち四例は「信頼できる観察者」からの伝聞例、六例はルセが「個人的に患者に面会したり、目撃証言を保証できる」例だった。同じ外科医から六回の帝王切開を受けたという信じがたい一例もあるが、どの例についても場所や外科医と患者の名前など詳しい情報が明記されている。

## (2) ルセ以後の帝王切開の発展

ルセの本は、一五八三年にドイツ語に翻訳され、一五八六年にはスイスの解剖学者ガスパール・ボーアンがラテン語に翻訳し、ルセを強く支持した。ボーアンは回盲弁の発見で有名な解剖医である。一五九〇年にルセもラテン語で増補版を出版した。ルセのフランス語版もラテン語版も再版されなかったが、ボーアンのラテン語訳は一六〇一年までに五版を重ねた。それゆえ、国外におけるルセの評判はボーアンのラテン語訳に負っている。

ボーアン(7)はルセの翻訳に帝王切開の伝聞記録を追加した。それは一五〇〇年にスイスのブタ去勢師ヤコブ・ヌーフェルが自分の妻に行った手術で、帝王切開の伝聞記録のうちでもっとも古い例とされている。ボーアンによると、ヌーフェルは地方行政官から許可を得た後、妻をテーブルに横たえて開腹し、こどもを傷つけずに取り出し、手術創は「獣医のやり方で縫合した」という。その後、妻は四人のこどもを正常に出産したといわれているので、帝王切開が行われたのは子宮外妊娠だったのではないかと考えられている。

一方、パレの弟子でフランス国王の外科医ジャック・ギユモーはルセに強く反対し、パレも外科医組合も帝王切開に反対していると主張した。ギユモーは一五九八年にルセが亡くなった後も議論を続け、一六〇九年に著書『安産について』で次のように述べている。

この帝王切開は、痛みを伴う厄介な出産で（生きている妊婦に）行える可能性があり、行うべきだと考える人もいる。私は誰にもこの手術を勧めない。私自身はパレ氏の前で二度試し、いずれ劣らぬ三人の実践経験に富む外科医が手術した。五人の女性のうち助かった者は一人もいなかった。しかし、助かっていたとしても、この手術を実践したり模倣するのではなく、賞賛するだけでよい。なぜなら、一羽のツバメが現れても春にはならないし、一度の実験だけでは科学を構築することもできないからである。[8]

ギユモー自身は反対はしたものの帝王切開を行っている。そのことから分かるように、帝王切開を望む患者は少なくなかったと思われる。[9]一六一〇年にドイツで行われた帝王切開では、有名なダニエル・ゼンネルトが相談を受けて手術に立ち会い、著書『医学教程五書』で報告した。手術したのはトラウトマンという外科医で、この例は目撃した医師による最初の報告例とされている。母親は二五日後に死亡したが、こどもは七歳まで生存した。

その後も帝王切開の報告例は増え続けたが、一九世紀半ばに麻酔法と消毒法が開発されるまで、その手術成績は惨憺たるものだった。たとえば、一八四一年にドイツの医師カイザーは、過去八〇年間に報告された三四一例の帝王切開のうち死亡した母親は二一四例［六三％］だったが、死亡例は報告されないことが多いので、実際の死亡率はもっと高いだろうと述べた。また、一八六五年にイギリスの医師ラドフォードは、一七三八年から一八六四年までのイギリスの報告例七七例を集めたが、そのうち六六例［八六％］の母親が死亡し、七八例［双胎一例］のこどものうち三二例［四一％］が死亡していた。こどもの死亡例は手術前から死亡している例が多かった。母親の死因の多くは出血と感染症がほとんどだった。しかし、死亡率は高くても、成功例がないわけではなかったので、母子ともに失うよりは帝王切開を行ったほうがよい、と考える人は少なくなかっただろう。それゆえ、反対は多かったが、帝王切開は着実に行われ続けた。

帝王切開で母親の出血死が多かったのは、子宮の切開創を縫合閉鎖しないからだった。縫合しない理由は、こどもを取り出した後に子宮が収縮するので自然止血するし、縫合糸は化膿を引き起こすので体内に残したくないという考えからだった。一七六九年に子宮の縫合閉鎖がはじめて行われたが、化膿性腹膜炎を起こすため普及しなかった。一八八〇年代に消毒した縫合糸の利用が普及すると、一八八二年にドイツの外科医ゼンゲルは子宮切開創の二層縫合[銀線による深層縫合と絹糸による漿膜縫合][12]を開発し、帝王切開の歴史を劇的に変えた。消毒法とともにこの方法が普及したことにより、帝王切開の成績は徐々に改善されていった。

## 2．ムードンの弓兵

ルセは、開腹手術が安全にできるという論拠のひとつとして、膀胱結石の開腹手術に関する二つの報告を挙げた。

ケルススが『医学論』で切石術[膀胱結石の摘出手術]を説明して以来、切石術[13]はクワック[非合法の医者]の手にゆだねられていた。さらに、一五二四年にイタリアのマリアヌス・サンクトゥスが新しい切石術を報告すると、ルセの時代には理髪外科医や学卒の外科医も切石術を行うようになった。しかし、ケルススの手術法もサンクトゥスの手術法も、会陰を切開して膀胱に切り込む方法で、死亡率が高い上、膀胱瘻が形成される合併症も多かった。

ルセは、会陰の切開ではなく、腹部の切開による手術法つまり開腹手術を推奨した。その根拠になったのはフランコの報告とムードンの弓兵の逸話だった。

一五六一年にフランスの遍歴外科医ピエール・フランコは二歳児に行った膀胱結石の摘出術を報告した。結石を引き下ろせなかったので、会陰からは結石を摘出できなかった。両親に懇願され、フランコは恥骨上の腹部切開から結石を取り出すことを決意した。結石は摘出され、患児は治癒した。しかし、危険な手術と考え、他人に同じことは勧めなかった。

ムードンの弓兵の逸話は一五一二年の『モンストルレの年代記』に編入されて有名になった。それは次のような話で、ルセにとって古い話ではなかった。[14]

一四七四年一月、ムードン出身の弓兵が強盗を重ね、とくにムードンの教会を襲った罪によってパリで絞首刑を宣告された。彼は高等法院に上訴したが、判決は確定した。「これを知ったパリの内科医と外科医が王に次のような陳情をした。「多種多様な人々が結石、腹痛、脇腹の痛みにひどく苦しみ、デュ・ブシャージュ卿もこの病気にひどく悩んでおられますが、例の弓兵にも同じ症状があります。結石のある場所が分かれば役に立つでしょう。それには人間の生体解剖が最適ですが、処刑される例の弓兵で行うのが有益でしょう」。かくして、弓兵の腹部が切り開かれ、この病気の場所が探査された。腸はもどされ、手術創はもと通りに縫われた。王の命令で手術創に十分な治療が施され、二週間以内に完治した。弓兵は赦免されて自由の身になり、いくばくかの金も与えられた。

これは信じがたい話なので、綺譚として伝えられていた。一五七三年にアンブロワーズ・パレはこの話をはじめて医学文献とみなしたが、著書『怪物と驚異』で奇怪な話として紹介した。ルセは「パレ氏はこの驚くべき手術について二つのことを特定していない。第一は探査の対象が腎臓結石か膀胱結石かということである。第二はどこを切開したかである」と述べ、「結石は膀胱からではなく腎臓から摘出された」と結論した。つまり、ルセはこの話の手術を真剣に検討し、はじめて開腹手術と認定したのである。

しかし、ルセは「もっと実践的な経験がなければ、腎臓切開を心から支持するつもりはない。春が一羽のツバメを呼ばなければ、夏のよい日もない」と述べ、死体で実験した。恥骨上の腹部切開による膀胱結石の摘出手術を行い、一五九〇年に手術方法を詳しく報告した。ルセはフランス国王アンリ三世から、この手術を生きている罪人で試す生体実験を許されていたが、一五八九年に国王が暗殺されたため生体実験は実現しなかった。

当時はヴェサリウスの『人体構造論』もない人体解剖の黎明期だった。このような時代にムードンの弓兵に行われた開腹手術は、当時としては驚異的な手術であったと思われ、文字通りの生体実験だった。しかし、それが何の驚きも疑問もなく、淡々と語られていることは、早くも一五世紀にはフランス人が生きている人間に対する開腹手術に拒絶反応を示さなくなっていたことを意味している。そのためか、一八世紀になると、腎臓切開術の可能性に関する議論が大いに盛り上がった。一七〇八年にフランスの切石術師フランソワ・トレーは、この手術は広く行われたが、ムードンの弓兵は腎結石ではなく腸捻転のため開腹手術を受けたと述べている。また、フランスの外科医プリュダン・エヴァンは一七七八年に腎臓切開術に関する長大な論文を書いた。次章で述べるように、一七六八年にエヴァンは開腹手術についても詳しく論じた。[15]

現在、ムードンの弓兵の話は、史上初の開腹手術として研究されることはなくなり、純粋な伝説として語り継がれている。

### 3. 胃切開術

帝王切開は「瀕死の患者を見放すより、効果の怪しい手術でも行った方がましだ」という考えから生まれたといってよい。患者の苦痛の原因は体液病理説が入り込む余地がないほど明白であり、何をすべきかもはっきりしていた。

ナイフなどの鋭利なものを誤飲した者に行われた胃切開術にも同じことがいえた。胃切開術の最古の記録は、一六〇九年にドイツの医学教授オズワルド・クロルが著した『キミアの殿堂』[16]に記載があり、信憑性は高い。

一六〇二年、プラハで三六歳の大道芸人がナイフを誤飲した。彼は呑剣師で、長さ七インチのナイフを逆さに飲み込み、ビールを大ジョッキでガブ飲みした後、ナイフをつかんで取り出し、観客を楽しませていた。その演技中にナイフが胃に落ちてしまったのである。五一日後に理髪外科医が呼ばれ、磁気のある膏薬を塗ってナイフを腹壁に引き寄せ、そこを切開してナイフを取り出した。傷口を縫合閉鎖し、患者は数週間で完治したという。

第二例目は、ケーニヒスベルク大学の学長ダニエル・ベッカーが報告し、ヨーロッパ中に知れ渡った[17]。第一例目と同様に信憑性は高い。

一六三五年にプロシアで二二歳の農夫が聖霊降臨祭［五月二八日］で食べ過ぎ、翌朝に吐き気で目が覚めた。嘔吐を誘発するため、ナイフの柄で喉をこすったが、ナイフの刃が指から滑り、ナイフは胃袋に落下した。ナイフは、刃が長さ一〇センチ幅一三ミリで、八センチの柄がついていた。一〇日ほど後にケーニヒスベルク［現在のカリーニングラード］の大学病院に入院し、経過観察を受けたが、一カ月しても変化がなかったため、七月九日に手術することになった。切石師が呼ばれ、患者は壁に立てかけた長い板に縛り付けられた。ナイフの刃先を触知する左季肋部で皮膚を縦に約一〇インチ切開した。少し手こずったが、胃を鉤針で引き上げて切開し、ナイフを引き出した。切開は閉鎖され、患者は完治した（図2）。

一九世紀になると、いろいろな胃の手術の動物実験が行われるようになる。とくに一八一〇年に[18]ドイツの若い軍医メレムは三匹のイヌで幽門切除術を行い、二匹で成功した。胃と腸は太さが違うので、メレムは胃に十二指腸を突っ込み、胃と十二指腸の漿膜を背中合わせに縫合し、成功した。その成功は一八二六年のランベール縫合術［149頁参照］の開発、一八八一年のビルロートによる胃癌切除術［201頁参照］の成功につながった。

一八二二年にアメリカの軍医ウィリアム・ボーモントは、銃が暴発して左上腹部に銃創を負った[19]一八歳の猟師を治療し、命は救えたが、胃に穴が開いて皮膚の傷とつながる胃瘻の状態になった。その穴は直径が約二センチと大きかったので、そこから胃液を採取したり、食べ物を入れたり出したりし、一八二三年から約一〇年の間、胃の消化作用を研究した。胃瘻造設術という手術の発想は、この論文がヒントになったと考えられている。

一八四二年にロシアのバッソウはイヌで胃瘻造設術に八回成功した。一八四九年にフランスの外科医セディヨは胃瘻を造設する手術をはじめて人間に行った。患者が食道狭窄のため摂食できなかったからである。この手術は欧米各国で追試されたが、どの患者も生き残れなかった。その後、人間における胃瘻造設術は一八七五年にようやく成功した。

一八六六年にイギリスの外科医ジョゼフ・ベルは『外科手術マニュアル』を出版したが、この本

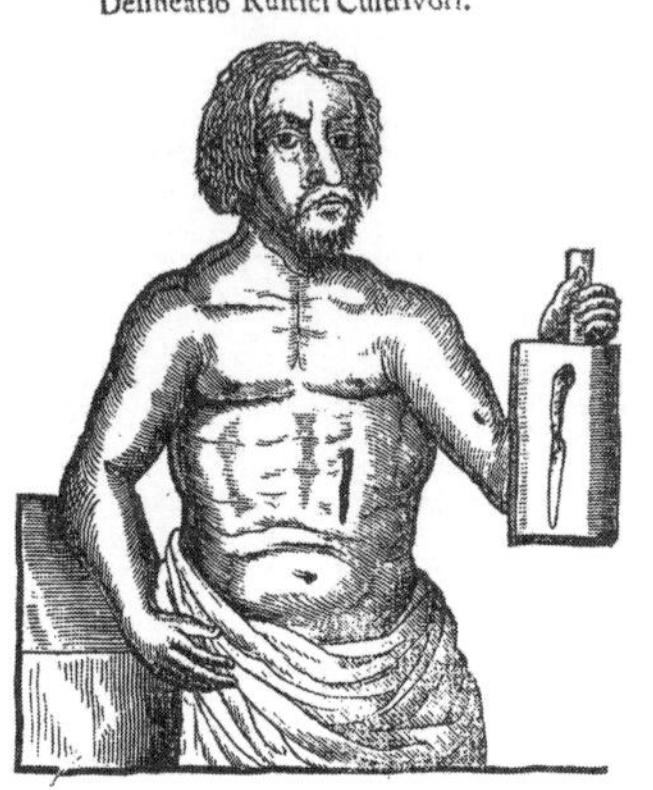


**図２　ナイフ誤嚥に対する胃切開**

摘出されたナイフをライデン大学がブールハーフェ博物館に展示したいと望んだが、すでにポーランド王に売却された後だった。現在、博物館にはケーニヒスベルク大学の学長ベッカーが代わりに送った患者の肖像画が保管されている。その後、ナイフはケーニヒスベルク市に返還され、市立博物館に保管されていたが、第二次世界大戦のときに紛失した。

出典：Becker D：Cultrivori prussiaci curatio singularis. frontispiece, 1640

をみると、当時の先進的な外科医が行っていた開腹手術は、胃切開術、卵巣［嚢腫］摘出術、人工肛門造設術ぐらいだったことが分かる。人工肛門造設術については次章で説明する。

一八八六年にドイツの外科医クレーデは、自験例の一例を含め、鋭利な胃内異物に行われた胃切開術二六例を文献から収集した[22]。このうち、手術したときに胃と腹壁との癒着がなかったと考えられるのは一〇例、癒着があったのは九例、不明なのは七例だった。また、一七世紀の報告例三例、一八世紀は二例、残り二一例は一九世紀の報告例だった。死亡例は四例で、すべて一九世紀の症例だった。クレーデは転帰が不明な二例も救命されたとみなし、二六例中二二例［八五％］が救命されたと述べている。

## 4. 卵巣摘出術

帝王切開と同じように、避妊手術の卵巣摘出術は人間に行われる以前から家畜に行われていた。ところで、正常な卵巣を摘出する避妊手術も病的な卵巣を摘出する手術も同じように卵巣摘出術と呼ばれているので、混乱してはならない。生きている人間から病的な卵巣が摘出されるようになったのは、固体病理説が体液病理説に取って代わった一八世紀である。とくに巨大な卵巣嚢腫は妊娠と間違えられ、満期を過ぎてから気づかれることが多く、患者は悲惨な最期を遂げていた（**図3**）。卵巣嚢腫の手術にはかなり大きな開腹創が必要だったが、患者の生前に卵巣腫瘍が診断できるようになると、開腹手術を勧めたり果敢に実行する外科医が現れはじめた。

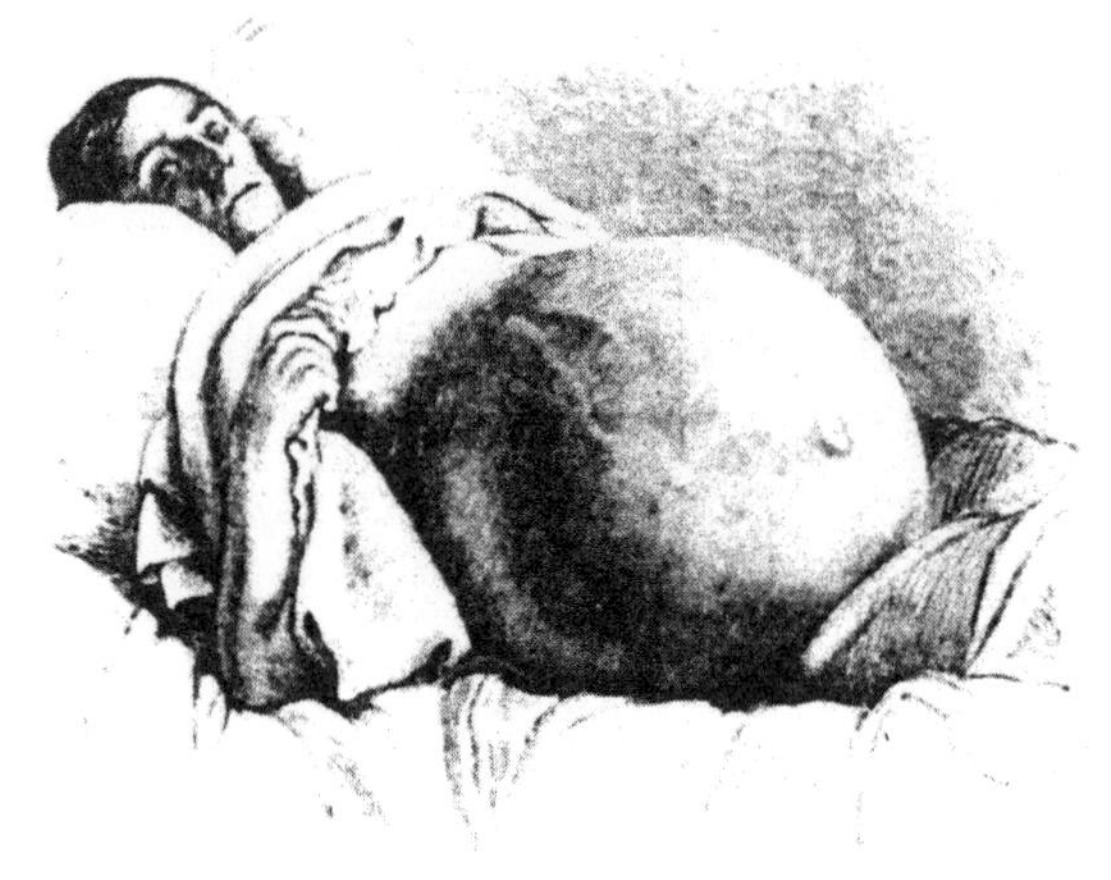

**図3　卵巣嚢腫の患者**

この患者は、1860年にウェルズが手術するまでの4年間半、卵巣嚢腫に苦しんでいた。手術のとき、患者の腹囲は150センチにも及び、患者は手術後すぐに死亡した。

出典：Wells TS：Diseases of the Ovaries, their Diagnosis and Treatment. p.82, 1865

[23]一七〇一年にスコットランドのヒューストンは、五八歳の女性患者から懇願され、臍から恥骨までの腹部を占める嚢腫を手術した。腹壁を五インチ切開し、嚢腫壁も切開した。嚢腫からは幅が約一〇インチ［約二五センチ］で長さ二ヤード［約一八三センチ］のゼラチン状物質が引き出され、その後に脂肪状の物質が九クォート［約八・五リットル］流出した。手術創は三針で縫合閉鎖し、患者は一七一四年まで生存した。嚢腫は摘出されなかった。摘出には嚢腫茎部の結紮が必要だが、ヒューストンは体内に糸を残すことを避けたと思われる。

[24]一七六二年にロンドンのウィリアム・ハンターは、一インチの切開から嚢胞を穿刺して嚢胞を空にした後、嚢胞を体外に引き

出して切除することを提案した。一七八五年に弟のジョン・ハンターは、外科の講義で次のように述べている。

嚢腫穿刺は姑息治療に過ぎない……この病気は早期に確認できるのに、腹部を開いて嚢腫そのものを摘出してはいけない理由が分からない。なぜ女性は動物と同じようにつつがなく卵巣摘出術を受けられないのだろうか。腹部を開くことはそれほど危険ではない。

一七八一年[25]にフランスの外科医ローモニエは、産後六、七週で発熱が続く二一歳女性の下腹部に軟らかい腫瘤を触知した。腫瘤を押すと、膣から少量の膿が流出した。手術が必要と判断し、下腹部を四インチ切開し、卵巣を摘出した。患者は治癒したが、卵巣嚢腫ではなく、卵巣腫瘍を伴う分娩後の卵管膿瘍だったと考えられている。

しかし、卵巣嚢腫は摘出できると考えられても、実行する者は多くなかった。依然として開腹することは危険だと考えられていたからである。

### (1) マクダウェルの卵巣摘出術

マクダウェルによる卵巣嚢腫の摘出手術は、腹部外科の出発点になったといわれている。

一八〇九年[26]にアメリカの西部開拓地ケンタッキーの外科医マクダウェルは、はじめて卵巣嚢腫の摘出手術に成功した。一八一三年と一八一六年にも同じ手術に成功した。マクダウェルはこの手術の意義をよく知っていたので、三例の病歴を簡単にまとめた報告をイギリスの外科医ジョン・ベルとアメリカ外科の第一人者フィリップ・シン・フィジックに送った。ベルはマクダウェルがイギリスに留学したときの師匠だった。残念なことに、ベルは外国で療養中だったので、マクダウェルの手紙を見ることなく、一八二〇年に療養先のローマで死亡した。ペンシルヴェニア大学のフィジック教授は田舎の外科医マクダウェルの手紙を無視した。当時、この手術は不可能という固定観念があったので、マクダウェルの報告は信じてもらえなかったのである。

しかし、マクダウェルの甥がペンシルヴェニア大学の婦人学教授にこの報告を見せたところ、教授はその価値を認め、一八一七年に自分が編集者をしていた雑誌にこの報告をそのまま掲載した。マクダウェルは第一例目を次のように説明している。

一八〇九年一二月、私はクロフォード夫人の診察に呼ばれたが、彼女は陣痛に似た痛みに悩まされ、妊娠満期を数カ月過ぎたと思っていた。彼女を診ていた二人の医師は、妊娠の最終段階と確信し、私に分娩の援助を求めたのである。腹部は大きく膨れて妊娠のように見えたが、片側に偏った腫瘍があり、反対側に容易に移動した。膣から子宮を調べても何も見つからなかった。腫瘍は腫大した卵巣に違いないと結論した。手術が必要だが、こんなに大きなものが摘出されたのは見たことがなく、そんな手術が試みられたことも成功したことも聞いたことがな[27]

かったので、私は不幸な女性に危険な状況を説明した。彼女は手術の試みをいとわないようだった。私は、彼女がダンヴィル(私の住む町)まで来るなら、手術をすると約束した。ダンヴィルは彼女の家から六〇マイルも離れていたので、楽な乗り物でもほとんど実行不可能に見えたが、彼女はウマに乗って数日かかる旅をした。手術は、甥で外科医のジェームズ・マクダウェル博士の手を借りてはじめられ、次のように進められた。

彼女を通常の高さのテーブルに仰臥させ、手術を妨げかねない衣服はすべて取り去り、腹直筋の左側約三インチのところで、腹直筋の線維と平行に九インチの長さに切開して腹腔に入った。旅行中に馬鞍の角に腫瘍が当たって[右側の]腹筋はかなり挫滅していた。腫瘍全体が見えたが、大きすぎて腹腔から外に出せなかった。子宮の近くで卵管を強く結紮した後、腫瘍を切開した。これは卵巣で、卵管采の部分が大きく拡大していた。腫瘍から一五ポンドの汚れたゼラチン状の物質を取り出した。その後、卵管を切り、七ポンド半の重さの嚢腫を除去した。腹壁を切開した直後に腸がテーブルに飛び出したが、手術中は腫瘍が腹腔を完全に占拠していたので、腸をもどすことができなかった。手術は約二五分かかった。それから彼女の身体を左側に傾け、[腹腔内の]血液を流し出した。その後、腹壁の切開創を結節縫合で閉じ、切開の下端から卵管の結紮糸を外に垂らした。切開創の治癒を早めるため、二針ごとに絆創膏を貼って創縁を引き寄せた。次に、通常の手当用品で傷を被い、ベッドにもどし、消炎療法を厳格に遵守した。

五日後に彼女の部屋を訪問した。驚いたことに、彼女は自分のベッドを整えていた。私はとくに将来の注意を与えた。そして二五日後、彼女は元気に帰宅し、健康を維持した。

当初、マクダウェルの報告は信用されなかった。一八一八年の同じ雑誌には、マクダウェルの報告の小さな矛盾を指摘し、報告の信憑性を疑う論文が相次いだ。一八一九年にマクダウェルは同じ雑誌に再び投稿して批判に対して反論し、さらに二例の報告を加えた。一八二二年にエール大学の外科学教授ネイサン・スミスが卵巣嚢腫の摘出術に成功したことを報告すると、マクダウェルの報告がにわかに注目され、ヨーロッパにも知られるようになった。[28][29]

## (2) ブランデルによる開腹手術の動物実験

生きている人間の開腹手術は、帝王切開術が一五〇〇年、胃切開術が一六〇二年、卵巣の手術が一七〇二年にはじめて成功した。これらの手術の成功により、開腹手術に対する外科医の恐怖はかなり和らげられ、開腹手術の発展に役立ったと考えられる。一八〇九年にマクダウェルは卵巣摘出術に挑戦した。一八一七年にはフランスのデュピュイトランが腸閉塞を手術し、同じ年にイギリスのアストリー・クーパーも腹部大動脈瘤を手術した。開腹創が大きな手術は恐れられなくなっていた。しかし、これらの手術は成功しても僥倖とみなされ、後に続く者はほとんどいなかった。開腹手術は危険だという一般的な見解は変わらなかったからである。[30]

一八二三年にイギリスの産科医ジェイムス・ブランデルは、二九羽のウサギに開腹手術の実験を行った[31]。この実験に基づき、ブランデルはロンドンの内科外科学会で、腹部を大きく切開しても危険はないと主張した。しかし、彼の主張があまりに大胆で斬新だったため、学会幹部は学会誌に掲載しないほうが賢明だと考えた。そのため、ブランデルは一八二四年に、開腹手術の実験、発生の生理実験、輸血実験に関する報告をまとめ、『生理学的研究と病理学的研究』と題する小冊子を私費で出版した。ブランデルがこの本を自費で出版しなかったら、彼のすぐれた研究と洞察は忘れ去られてしまったに違いない。

ブランデルは二九羽のウサギに六つの開腹手術の実験を行った。

第一の実験は、四羽のウサギを開腹して左の腎臓を摘出した。二羽は数日以内に死亡し、二羽は五、六週後に死亡した。

第二の実験は、七羽のウサギから脾臓を摘出した。三羽は数日後に、二羽は数カ月後に死亡し、二羽は治癒した。

第三の実験は、五羽のウサギを開腹し、膀胱底をランセットで穿刺した。二羽が数週後に死亡し、三羽は治癒した。

第四の実験は、二羽のウサギの膀胱底に針糸をかけた後、その一部をハサミで切り取った。一羽は死亡し、一羽は治癒した。

第五の実験は、四羽のウサギに人間の尿一オンス［約二八ミリリットル］を腹腔に注入した。三羽が数日で死亡し、一羽が回復した。

第六の実験は、七羽のウサギにオークの煎汁一一ドラム［約四〇ミリリットル］を腹腔に注入した。一羽だけ回復した。

以上の実験から、ブランデルは次のように推論した。

①ウサギを大きく開腹しても、すぐに危険な状態にはならない。

②ウサギを大きく開腹しても、必ずしも致命的な腹膜炎を引き起こすわけではない。

③ウサギの脾臓、膀胱の一部は、摘出できるが、腎臓の摘出は死亡する可能性がある。

④ウサギを開腹して臓器を取り除くと、虚脱、腹膜炎、慢性疾患の危険がある。

⑤ウサギの腹部は非常に柔らかく、おそらく人間の腹部と同じくらい柔らかい。

⑥ウサギの腹部手術の成功から、人間でも開腹手術が可能だと推測できる。さらに、人間の内臓は安全に摘出できる可能性がある。

次に、ブランデルは人間の重症の腹部損傷で治癒例を知っている九種類を列挙した。①子宮口裂傷の一例、②分娩で子宮と直腸が裂けた一例、③後屈子宮の摘出手術四例、④腹壁が裂けて腸が脱出した一例、⑤脾臓の摘出手術二例、⑥卵巣嚢腫の破裂三例、⑦卵巣嚢腫の摘出術二例、⑧自然分娩による子宮裂傷五例、⑨帝王切開一例である。

前述した実験とこれらの症例から、ブランデルは次のような手術が可能だと結論した。

①卵管の部分切除　　②正常卵巣の摘出手術

③卵巣嚢腫の摘出手術　　④卵巣嚢腫の嚢腫壁切除
⑤早期癌の子宮切除　　⑥産褥子宮の切除
⑦膀胱裂傷の閉鎖と腹腔洗浄　　⑧子宮頸部の焼灼手術
⑨腹腔や卵巣嚢腫への収斂剤の注入　　⑩腸重積の整復手術
⑪腹部動脈の結紮手術

以上の手術のうち、正常卵巣の摘出手術は古代から行われていた。産褥子宮の切除は、イタリアの産科医エドアルド・ポロが一八七六年に実現することになる。腸重積の整復手術は、次章で述べるように、一七四二年のヴェルスの報告以来、成功例の報告はなかった。[30]腹部動脈の結紮手術は、一八一七年にクーパーが成功したばかりだった。

卵巣嚢腫の摘出術については、ネイサン・スミスの報告を紹介し、「この手術は最終的に広く行われるようになると確信している。イギリスの外科医が偏見のため行わないのであれば、フランスとアメリカの外科医が実行するだろう」と述べた。しかし、王立内科外科学会でブランデルの報告をイギリスの外科医ライザーズが聞いたことをきっかけに、一九世紀後半にイギリスで卵巣摘出術が普及することになる。

## (3) 卵巣摘出術の普及

[32]マクダウェルの報告をヨーロッパに伝えたのは、ジョン・ベルの愛弟子で療養中のベルを代行し

ていたスコットランドの外科医ライザーズである。ライザーズはマクダウェルがベルに送った手紙を受け取っていたが、この手紙を放置していた。一八二三年にブランデルは、開腹手術に関する研究報告で、ネイサン・スミスによる卵巣摘出術の成功を紹介した。ブランデルはマクダウェルの報告を知らなかったが、ライザーズはマクダウェルの手紙を思い出した。その後、ライザーズはイギリスではじめて卵巣嚢腫の摘出術を行い、一八二四年にマクダウェルの報告を紹介するとともに自験例を報告した。一八二五年にライザーズはさらに三例の自験例を加え、二四頁の本文と五枚の彩色図からなるフォリオ版の本を出版した。

ライザーズの論文をきっかけに、ヨーロッパでは卵巣嚢腫の摘出術について賛否両論が湧き起こった。一八二五年一月にロンドンの医学評論家ジョンソンは、マクダウェルの報告に強い不信を表明した。しかし、同年九月に『ランセット』誌がマクダウェルの報告を歓迎し、一八二六年一〇月にはアメリカで成功例が続々と報告されたこと、とくにネイサン・スミスの報告を知ったことから、ジョンソンも自分の誤りを認めて謝罪した。[33]

一九世紀前半のヨーロッパでは、フランスのデュピュイトランやイギリスのアストリー・クーパーのような外科学界の大家は、開腹手術は行ったが、卵巣摘出術については沈黙した。イギリスの外科医ウィリアム・ロレンスとロバート・リストンは、卵巣摘出術に反対した。リストンは、腹部の「大きな切開」を敗血症の原因とみなし、卵巣摘出術の手術を行う外科医を「腹裂き魔」と呼んで非難した。一八四四年にイギリスの外科医フィリップスは、こうした状況をもどかしく思い、次のように述べている。

私[34]は、この学会でもっと議論され、臨床医が冷静に検討することを望んでいる。公正に議論されれば、そのような状況がイギリスにおけるこの手術の是非の決定に有用な影響を及ぼす。このような問題については、経験と立場から意見が重視される人々には、経験の浅い仲間の相談を受けて助言を与えるという特別な義務があると思う。年配者の注意と実践的な聡明さを若い会員のエネルギー、自信、希望と組み合わせれば、それぞれの欠陥を修正し、両方の成熟した判断の利益を国民に保証することができる。近世哲学の巨匠の助言に基づいて行動しながら、古代の道に立ち、両方を尊重し、最良の道を選ぼう。

その後、イギリスにおける卵巣摘出術の受け入れは遅かったが、麻酔法が導入された一八四〇年代に報告が急激に増加した。麻酔法の導入前の一八四四年にフィリップスは八二例の報告を集めたが、導入後にはアメリカのアトリー兄弟、イギリスのスペンサー・ウェルズとローソン・テイトがこの手術を発展させた（図4）。

一八五一年[35]にペンシルヴァニア大学のW・L・アトリー教授は、一七〇一年から一八五一年までの文献から卵巣摘出術の症例を二二二例集めることができた。しかし、その多くはアメリカとイギリスの症例で、手術死亡率は一八四四年までに集めた八二例中三三例［四〇％］から一八五一年ま

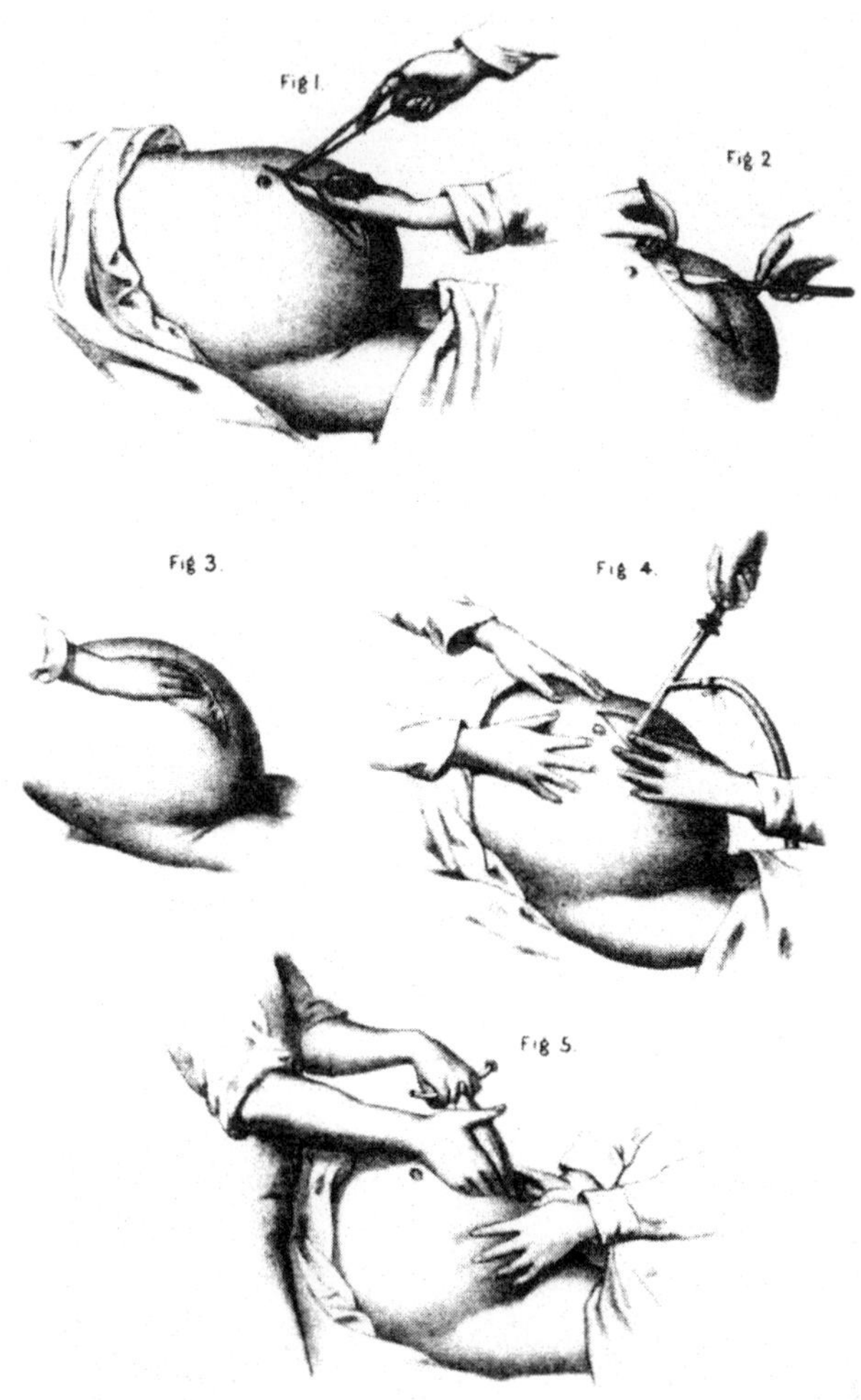


**図4　卵巣摘出術の前半**

Fig 1：筋層切開、Fig 2：腹膜切開、Fig 3：癒着剥離、Fig 4：嚢腫穿刺、Fig 5、嚢腫圧出

出典：Savage H：The Surgery, surgical pathology and surgical anatomy of the female pelvic organs. plate 27, 1880

での二二二例中七六例［三四％］とほとんど変化はなかった。イギリスのスペンサー・ウェルズは、[36]一八五八年二月に第一例を手術して以来、一八六九年一月までの一〇年間に三〇〇例も卵巣摘出術を行ったが、死亡したのは八五例［二八％］だった。スペンサー・ウェルズとテイトの開腹手術は、消毒法を採用する前から成績がよかった。[37]清潔を徹底して大量の湯冷ましを用い、そうとは知らずに無菌法の原理に従って手術していたからである。卵巣摘出術の死亡率は当時の四肢切断術と同程度になり、この手術は広く受け入れられ、ルーチン手術として確立した。

ちなみに、[38]一八六九年にイギリスの産婦人科医シンプソンは、ヨーロッパの大病院における四肢切断術の死亡率は、パリでは六〇％、チューリッヒでは四六％、グラスゴーでは三四％、マサチュセッツでは二六％と報告した。地方の開業医による切断術の死亡率は一一％と低かったので、病院における手術死亡率が高い現象を「ホスピタリズム」と名付けて注意を喚起した。

イギリス以外のヨーロッパ諸国では、熱心に行われた帝王切開とは対照的に、卵巣摘出術の受容は遅かった。帝王切開を行わなければ患者はすぐに死亡したが、卵巣嚢腫の患者は手術しなくてもすぐに死亡することはなかったからである。それゆえ、卵巣摘出術への反対は根強く、大陸諸国では一八六〇年代になってようやく行われはじめた。

---

一八世紀はじめ頃まで帝王切開術は、ギリシア語の gaster［腹部とくに胃の意味］と tome［切開の意味］の合成語

で、英語ではgastrotomyと表記されていた。一八世紀半ばには、gastrotomyは開腹手術という意味に用いられるようになった。一九世紀末になると、開腹手術にはlaparotomyが用いられ、gastrotomyは胃切開術の意味に用いられるようになった[第七章および川満富裕「日本ストーマ学会誌」一九、三-九、二〇〇三を参照]。

（1）DeLacy P : Galen on Semen. pp.122-123, 1992

・Athenaeus : Deipnosophists. translated by Yonge CD, Book 12, Chap 11, p.826, 1854 ガレノスは『精液論』で、小アジアでは雌ブタを去勢して太らせているが、この手術は雄ブタの去勢より危険で難しいと述べた。また、二世紀に書かれたアテナイオスの『食卓の賢人たち』には、紀元前七世紀にリディア王国の王が侍女を去勢したと書かれている。

（2）小松真理子「帝王切開術と産婆世界への男性外科医の侵入」科学医学資料三〇〇号、三〇一号、一九九九。

帝王切開という言葉は正しくないとよくいわれる。これは帝王切開という訳語が誤訳だということではない。原語のラテン語sectio caesareusをつくったルセは、ローマの執政官カエサルの切開という意味でこのラテン語を用いた。カエサルが開腹手術で生まれたという迷信を信じていたからである。つまり、帝王切開という翻訳は正しいが、迷信に基づいている原語が正しくないのである。この迷信は紀元前一世紀に「王の法」が「カエサルの法」と改名されたことからはじまったと考えられている。

（3）Nicaise E : The Major Surgery of Guy de Chauliac. transl by Roseman LD, pp.562-563, 2003

（4）Wangensteen OH et al : The Rise of Surgery. pp.202-203, 1978

フランクフルト・アン・マインの市立図書館で発見された小冊子には、一四一一年までに産婆が行った七例の帝王切開の記録があり、どの例でも母子ともに救命されていたという。

（5）Pare A : The Workes of that Famous Chirurgion Ambrose Parey. p.619, 1649

（6）Rousset F : A New Treatise on Hysterotomotokie or Caesarean Section, transl by Cyr RM and Baskett TF, p.25, 2010
Hysterotomotokie はギリシア語の子宮 hystera、切開 tomos、分娩 tokos の合成。ヌーフェルがブタ去勢師だったことや「獣医のやり方」で皮膚を縫合したことなどから分かるように、初期の帝王切開には家畜の手術の影響が強く、開腹は正中切開や横切開ではなく側腹部の縦切開が行われていた。

（7）Bauhin C : Foetus Vivi ex Matre Viva sine Alterutrius Vite Periculo Caesura. pp.177-179, 1591. ボーアンはバウヒンとも呼ばれ、一五八八年に回盲弁［バウヒン弁］をはじめて報告した。

（8）Guillemeau J : Child-Birth or the Happy Delivery of Women. pp.187-188, 1635
「一羽の燕は春を招かない」の出典はアリストテレスの『ニコマコス倫理学』第一巻第七章一六節。

（9）Sennert D : Institutionum medicinae libri V. pp.160-162, 1611. cited from Wangensteen OH : The Rise of Surgery. p.636, 1978. こどもの転帰は一六一九年版に報告された。

（10）Kayser C : De eventu sectionis Cæsareæ . 1841

（11）Radford T : Observations on the Cæsarean Section. pp.7-8 and pp.65-68, 1865. Wikipedia によると、イギリスでは一七九三年にジェイムス・バーロウが帝王切開にはじめて成功したが、赤子は死亡した。また、アメリカでは一七九四年にジェシ・ベネットが自分の妻に行った帝王切開が最初の成功例で、母子ともに生き残った。

（12）Sänger M : Zur Rehabilitirung des classischen Kaiserschnittes. Archiv für Gynäkologie 19 : 370-399, 1882

（13）Riches EW : The history of lithotomy and lithotrity, Ann Roy Coll Surg Engl 43(4) : 185-199, 1968

（14）Nutton V and Nutton C : The Archer of Meudon : A Curious Absence of Continuity in the History of Medicine. Journal of the History of Medicine and Allied Sciences 58 : 401-427, October 2003
Bishop WJ 著、川満富裕訳『改訳新版・外科の歴史』七一頁、二〇一九年。中世後期のフランスの弓兵は、傭兵だったが、平時には給与が払われなくなったので、犯罪を犯す者が多かった。

(15) Tolet F : Traite de la lithotomie. chap 15, p.132-141, 1708

・Hevin P : Recherches historique et critiques sur la néphrotomie, ou taille du rein. Memoires de l'Academie royale de chirurgie 3 : 238-331, 1778

(16) Croll O : Basilica chymica. pp.64-65, 1609. この手術は、ルセが開腹手術を勧めてから約二〇年後に行われた。

(17) Becker D : Cultrivori prussiaci curatio singularis. pp.19-20, 1640

(18) Temkin O : Merrem's Youthful Dream, the Early History of Experimental Pylorectomy. 31 : 29-43, 1957

(19) Beaumont W : A Case of Wounded Stomach. Medical Recorder. 8 : 14-19, 1825.

・Beaumont W : Further Experiments on the Case of Alexis San Martin. Medical Recorder 9 : 94-97, 1826.

(20) Bassow : Voie artificielle dans l'estomac des animaux. Bulletin de la Société Impériale des Naturalistes de Moscou 16 : 315-319, 1843

・Spivack JL : Evolution of Gastrostomy. Am J Surg 69 : 47-65, 1945

(21) Bell J : A Manual of the Operations of Surgery. pp.192-222, 1866. ジョゼフ・ベルはシャーロック・ホームズのモデルになったことで有名である。ベルのいう卵巣摘出術は ovariotomy なので、正常な卵巣を摘出する避妊手術ではなく、卵巣嚢腫の摘出手術である [ovariotomy という用語については第四章注35を参照]。

(22) Crede KCB : Gastrotomie wegen Fremdkörper. Archiv für klinische Chirurgie 33 : 574-589, 1886. 一八八〇年頃まで、胃切開術は gastrostomy と呼ばれ、gastrotomy は開腹術を意味していた。胃切開術が gastrotomy に変わるとともに、開腹術は laparotomy と呼ばれるようになった。

(23) Houstoun R : An account of a dropsy in the left ovary of a woman, aged 58, cured by a large incision made in the side

of the abdomen. Phylosophical Transactions of the Royal Society 33 : 8-15, 1724. ローソン・テイトはヒューストンが卵巣嚢腫を全摘したと主張した［Lancet i : 292-296, 1891］、しかし、体内深部に糸を残すようになったのは一九世紀になってからである［Harvey SC 著『止血法の歴史』二〇二〇年、五〇頁］。

(24) Hunter W : The History of Emphysema. Medical Observations and Inquiries 2: 17-70, 1758

・Parkinson J : Hunterian Reminiscences. p.139, 1833. 振戦麻痺で有名なジェイムズ・パーキンソンは速記の名手でもあった。彼によるジョン・ハンターの講義録は貴重な資料である。

(25) L'Aumonier JBPN : Observation sur un dépôt de la trompe, et sur l'extirpation de l'ovaire. Histoire de la Société Royale de Médecine 296-300, 1787

(26) Wangensteen OH : The Rise of Surgery. pp.227-237, 1978.

(27) McDowell E : Three Cases of Extirpation of diseased Ovaria. Ecletic Repertory 7 : 242-244, 1817

・Ellis H : The first ovariotomy, In Operations that made History, 1996［朝倉哲彦訳『外科の足跡』］

(28) Michener E : Case of diseased ovarium. Ecletic Repertory 8 : 111-115, 1818

・Henderson T : On ovarian disease and abdominal steatoma. Ecletic Repertory 8 : 545-558, 1818

(29) Smith N : Case of ovarian dropsy, American Medical Recorder 5 : 124-126, 1822

(30) Dupuytren G : Leçons Orales de Clinique Chirurgicale. tome 3 : 649-663, 1839. デュピュイトランの死後出版。

・Cooper AP and Travers B : Surgical Essays. Part 1, p.114-124, 1818

・Ellis H : Ligation of the abdominal aorta, In Operations that made History, 1996［朝倉哲彦訳『外科の足跡』］

(31) Blundell J : Researches, Physiological and Pathological. 1824. ブランデルはウサギの開腹実験に基づき、一八二三年に人間の開腹手術は可能だと報告した。この報告は学会を震撼させ、学会はこの報告を危険とみなして学会誌に掲載しなかった。それゆえ、翌年にブランデルは輸血実験の報告と併せて本にした。この本の半分以上は輸血の基礎研究で、一八一八年からヒトからヒトへの輸血を六例に行って全例死亡していた。ブランデルがこの輸血にはじめて成功したのは一八二九年である。

(32) Lizars J : Observations on extirpation of the ovaria, with cases. Edinb Med Surg J 22 : 247-256, 1824 Oct 1

・Lizars J : Observations on Extirpation of Diseased Ovaria, Illustrated by Plates Coloured after Nature. 1825

(33) Johnson J : Extirpation of the Ovaria. The Medico-Chirurgical Review 2 : 215-217, 1825

・Wakle T : Observations on Extirpation of Diseased Ovaria. Lancet ii : 327-336, 1825 Sept

・Johnson J : Extirpation of an Ovarium. The Medico-Chirurgical Review 5 : 620-621, 1826

(34) Phillips B : Observations on the recorded cases of operations for the extraction of ovarian tumours. Medico-Chirurgical Transactions 27 : 468-492, 1844

(35) Atlee WL : A table of all the known operations of ovariotomy from 1701 to 1851, comprising 222 caes, and giving a synoptical history of each case. Transactions of the American Medical Association 4 : 286-314, 1851. 一八七二年にアメリカの外科医ピースリーは次のように指摘した [Peaslee ER : Ovarian Tumors. p.225, 1872]。ピースリーの時代には、卵巣嚢腫の摘出術は ovariotomy と呼ばれていた。この用語は、一八四四年にイギリスの外科医チャールズ・クレイがはじめて用いた。これはラテン語 ovarium とギリシャ語 tomen の合成語なので、どちらかに統一すべきである。また、厳密にいえば、ovariotomy の意味は卵巣の切開術で、摘出術ではない。摘出術という医学用語にはギリシア語 ectemen が用いられることが多いので、卵巣にもギリシャ語 oophoron を用い、卵巣摘出術は oophorectomy とすべきである。このピースリーの考えは支持を集めた。

(36) Spencer HR : The History of Ovariotomy. Proceedings of the Royal Society of Medicine 27 : 1437-1444, 1934 Sept

・Wells TS : On Ovarian and Uterine Tumours. 1882

(37) Doyle AC : Round the Red Lamp, 1894.

(38) Simpsn YJ : Our existing system of hospitalism and its effects. Edinburgh Medical Journal 14 : 816-830, 1869 March, 14 : 1084-1115, 1869 June, 15 : 23-532, 1869 Dec. この論文でシンプソンが「外科病院の手術台に寝かされた患者はワーテルローの戦場にいたイギリス兵より高い死亡率にさらされる」と述べたことは有名である。

# 第五章　腸閉塞の手術の起源――人工肛門造設術と腸吻合術

一六、一七世紀には帝王切開術や胃切開術の成功例が報告され、開腹手術が殺人的とは限らないことが知られるようになった。この頃には、イレウス患者の病理解剖により、多くの病変つまり腸閉塞が明らかになりはじめていた。しかし、腸閉塞に開腹手術をしようと考える者はまれだった。腸閉塞には腸の手術が必要だが、腸を傷つけると致命的になることが腹部外傷の経験からよく知られていたからである。古代ローマのケルススは次のように述べている。

ときには腹部が何らかの衝撃で穴があき、そのせいで腸がはみ出ることがある。このような事態になったら、まずすぐに腸が傷ついていないかどうか、次に腸本来の色を保っているかどうかをよく観察しなければならない。もし小腸に穴があいていたら、何も助けになることはできない。[1]

しかし、病理解剖の発展により、イレウスの原因は体液の不均衡ではなく腸閉塞そのものだと考えられるようになった。さらに、帝王切開術や胃切開術などの治療経験から、開腹手術は腸閉塞にも有用ではないかという考えが生まれたに違いない。

意図的に腸を傷つける腸の手術は嵌頓ヘルニアではじめて行われた。一九世紀に麻酔法が発見されるまで、死亡率の高い手術が無麻酔で行われていたが、その手術のひとつに嵌頓ヘルニアの手術があった。ヘルニアの手術は開腹手術ではないが、嵌頓ヘルニアの手術では腸に手を加えざるを得ないことがたまにあった。はみ出た腸が壊死していれば、壊死した腸を切除し、腸の断端をつないだり、人工肛門にしたりする必要があったからである。

腸の壊死を伴う嵌頓ヘルニアの治療法として、一八世紀に腸吻合術と人工肛門造設術が開発された。一九世紀になると、これらは腸閉塞の開腹手術に応用されるようになった。すなわち、腸閉塞の開腹手術は嵌頓ヘルニアによって準備されたのである。

本章では、人工肛門造設術と腸吻合術が誕生した経緯を説明する。

## 1．嵌頓ヘルニアの手術

ヘルニアではみ出た腸をもとにもどさずに放置すると、腹痛、嘔吐、便秘などのイレウス症状が起こる。さらに進行すると、はみ出た腸が血行障害によって壊死し、ほとんどの患者が死亡する。一八世紀には、このようなヘルニアは嵌頓[2]ヘルニアまたは絞扼ヘルニアと呼ばれ、両者は同義語とみなされていた。また、腸の壊死を伴う嵌頓ヘルニアは壊疽ヘルニアと呼ばれた（図5）。

現在、壊疽ヘルニアという用語はなく、絞扼ヘルニアと嵌頓ヘルニアは違うヘルニアを意味している。しかし、本稿ではこれらの用語を一八世紀の意味で用いる。

## (1) 古　代

西暦一世紀に古代ローマのケルススは臍径ヘルニアに手術を勧めたが、嵌頓ヘルニアは手術できないと考え、『医学論』第七巻で次のように述べている。

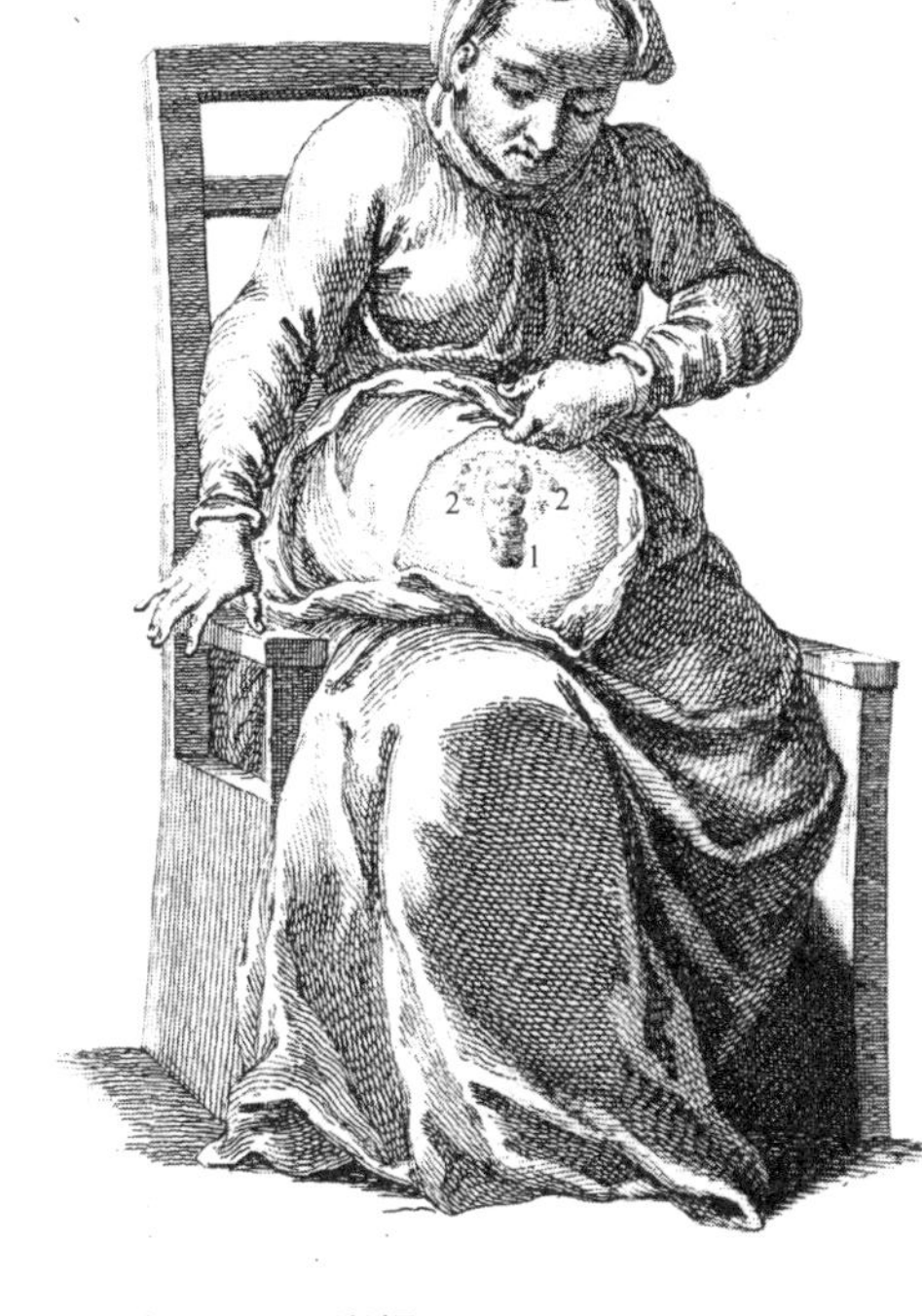


**図5　臍ヘルニア嵌頓**

1. 腸の断端、2. 瘢痕

出典：Cheselden W：Human Body. 6th ed., p.324, 1741

多くの腸が下りてしまっていることは腫れの大きさでわかるし、これに痛みや嘔吐が加わる。これらは大抵、不消化が原因の汚物がそこに落ち込むこ[3]

とによって生じる。このような場合には、破滅なしにメスを適用することは明らかに不可能である。単に、悪い状態を軽減するだけにすべきであり、他の治療法によって引き戻すべきである。すなわち、瀉血を腕から行う。

ケルススは嵌頓ヘルニアに手術ではなく瀉血を勧めたのである。瀉血については、『医学論』第二巻で次のように述べている。

他[4]の治療法が何もなく、危険を伴う方法を用いて助けなければ患者が死ぬような状況ならば、よい医者は、瀉血を施さなければ希望は全くないことを示し、また、その治療には危険がつきものであることを告白すべきであり、患者が瀉血を求めた後に初めてそれを行うべきである。そのような場合には、瀉血に躊躇すべきではない。というのも、両刃の治療を行ってみる方が何もしないよりもよいからである。

「両刃の治療を行ってみる方が何もしないよりもよい」というケルススの言葉は、新しい治療法を試したいと考える医師や外科医を鼓舞した。この言葉は、「瀕死の患者をみはなすより、効果の疑わしい治療でも試してみる方がましだ」という広い意味に解釈され、一八世紀と一九世紀のフランス外科医の間で「ケルススの教え axiome de Celse」と呼ばれ、試験開腹術の理論的根拠のひとつとして頻繁に引用された。

## (2) 中　世

五世紀には、古代ローマの医師カエリウス・アウレリアヌスが著書『急性疾患と慢性疾患』で最古の嵌頓ヘルニアの手術を報告した。古代ギリシアのプラクサゴラスの手術である。プラクサゴラスは紀元前三四〇年頃にコス島で生まれたが、彼の著書は残っていない。プラクサゴラスの手術については、アウレリアヌスが次のように伝えている。

プラクサゴラス[5]は、ギリシャ人が盲腸と呼ぶ部分が陰嚢に滑り込んで糞便で満たされた場合、手で腸を圧迫し、患者に大きな苦痛を与えた。場合によっては、すでに説明した治療を行った後、恥部を切開し、直腸［盲腸のこと］を切り開いて糞便を取り除き、（直腸と腹部を）縫い合わせることを勧めている。しかし、この処方では、プラクサゴラスはいい加減な手術を行っている。そのような措置を行う必要があるのであれば、腸ヘルニアで行う治療［内科治療］を処方すべきであることは確かである。

「すでに説明した治療」とはヒポクラテスが勧めたイレウスの内科的な治療である。当時、嵌頓ヘルニアはイレウスのひとつとみなされていたのである。イレウスの内科治療に加え、プラクサゴラスは陰嚢にはみ出た腸を手で押しもどし、人口肛門をつくったと考えられている。アウレリアヌスはこの処置と手術が患者に苦痛を与えたと非難した。

その後は一六世紀まで、嵌頓ヘルニアを手術したという記録はない。

七世紀のアエギナのパウロスは、嵌頓ヘルニアに言及せず、「腹膜の拡張によるヘルニア［陰嚢ヘルニア］」は鼡径ヘルニアとしてはじまる。……現代人は鼡径ヘルニアの治療に焼灼を好むものが多い」と述べている。[6]実際、中世の外科医はメスよりも焼きごてを用いる手術を好んだので、嵌頓ヘルニアを手術しなかったと考えてよい。

## (3) 近　代

一六世紀になると、フランスの外科医フランコが嵌頓ヘルニアの手術法を開発した。一五六一年にフランコは『ヘルニア論』という本を出版し、「陰嚢内に糞便がたまる例」つまり嵌頓ヘルニアの手術を報告した。フランコは陰嚢を切開し、消息子をヘルニア嚢と腹壁組織の間に入れて鼡径部に通し、消息子の上で腹壁組織を恥骨まで安全に切開した。こうしてヘルニアの穴を切り広げ、はみ出た腸をもどすことができた。しかし、フランコは次のように述べている。

[7]陰嚢内に糞便がたまる例を治療しないでいると致命的になる。そのため、根本的な原因が修正されなくても、医学的な治療が効果的ならば、患者を早期に治療する必要がある。そのために

は、手術しなければならない。しかし、陰嚢が緑色や青色に変色したり、ヘルニアの膨らみが横長ではなく丸くなったら、死は免れない。そのときに手術しても絶望的で致命的である。それゆえ、患者の口唇が黒ずみ、目がくぼみ、死期に近い徴候があっても、陰嚢が変色せず、膨らみが丸くなく、内科治療が無効ならば、手術が患者を救う。

フランコは嵌頓した腸をもとにもどす嵌頓解除術は行ったが、腸が壊死するまで進行した嵌頓ヘルニアつまり壊疽ヘルニアは手術しなかったのである。

一七、一八世紀になると、フランコの影響により、無学な理髪外科医だけでなく学識のある外科医も嵌頓解除術を行うようになった。また、フランコと同じように、壊疽ヘルニアは手術しなかった。たとえば、ドイツの外科医ハイスター[8]によると、一七〇八年に師匠のラウが嵌頓ヘルニアを手術するのを手伝ったとき、壊死した腸が現れたため、ラウは患者に「貴方は死ぬ」と伝え、手術器械をかき集めてその場を立ち去ったという。

### (4) 壊疽ヘルニアの手術

嵌頓ヘルニアで腸が壊死しても生き残る人がまれにいた。壊死した腸が膿瘍を形成し、この膿瘍が自壊し、そこから腸内容が体外に漏れたからである。つまり、自然に人工肛門(ストーマ)ができ、イレウス症状が緩和されたのである。一六〇六年にファブリキウス・ヒルダヌス[9]がこのような症例をはじめて報告し、一七五七年[10]にフランスの外科医ルイは腸が壊死しても助かった嵌頓ヘルニア二八例を収集した。ルイは腸の壊死を伴う嵌頓ヘルニアを壊疽ヘルニアと呼んだ。

人工的なストーマつまり人工肛門をつくるというアイディアは、このような症例から生まれた。一七〇〇年[11]にフランスの解剖医リトレは、メッケル憩室のヘルニア［リトレ・ヘルニア］を発見し、このヘルニアが嵌頓して憩室が壊死したら、壊死した憩室を切除して人工肛門にすることを提案した。一七〇一年[12]にフランスの外科医ジャン・メリーと、一七二三年にこれまたフランスの外科医ラペロニーが、壊疽ヘルニアでストーマが自然にできるのを待たず、壊死した腸を切除し、積極的に人工肛門をつくった。

一方、一七二七年[13]にドイツの外科医ランドールは、壊疽ヘルニアで壊死した腸を切除し、人工肛門をつくらず、腸の断端をつなぐことに成功した。しかし、ランドールの腸吻合術は幸運な成功例といえるので、後に続く報告はまれだった。

こうして、壊疽ヘルニアの治療として、壊死した腸を切除した後、人工肛門をつくる手術とすぐに吻合して人工肛門をつくらない手術という二つの治療法が開発された。これらの手術により、腸を切ったりつないだりできることが立証されたのである。

その後、ランドールの腸吻合術とは異なり、壊疽ヘルニアの人工肛門造設術はかなり行われたと思われる。一八世紀[14]に出版された「王立外科アカデミー紀要」には、壊疽ヘルニアで壊死した腸を切除して人工肛門をつくったという報告が少なくないからである。また、一九世紀はじめには、人工肛門をもつ患者［オストメイト］がかなりいたと思われる。[15]一八一一年にイギリスのロレンスはオストメイトの苦悩とストーマ・ケアを論じ、[16]一八二四年までにフランスのデュピュイトランが人工肛門の閉鎖手術を四一例も行っていることから、それが分かる。当時、人工肛門をもつことは悲惨でつらい一種の病気と受けとめられていた。

## 2. エヴァンの戒め

一七三一年にフランスでは王立外科アカデミーが設立され、一七四三年から一七七四年にかけて出版された論文集「王立外科アカデミー紀要」全五巻は、初期の外科医兼解剖医（サージョン・アナトミスト）による多くの研究を掲載し、ヨーロッパの外科に大きな影響を与えた。その後の約一〇〇年間、フランス外科はヨーロッパの外科の指導的な立場に立った。アカデミーでは、先進的で実践的な教育が行われ、とくに[17]壊疽ヘルニアと腸重積の手術について熱心に議論が交わされた。

一七六八年に王立外科アカデミーの幹部エヴァンは「王立外科アカデミー紀要」に[18]「腸捻転、つまり腸重積の下腹部切開または開腹手術に関する歴史研究」という論文を発表した。エヴァンは有名な経済学者で医師のフランソワ・ケネーの娘婿で、一七八八年には王立外科アカデミーの副会長になった人物である。エヴァンは次のように述べた。

よくいわれる「何もしないより疑わしい治療法を試すほうがましだ」という［ケルススの］教え

を実行するか否かは、きわめて微妙な問題である……現代の外科医は、過去に行われた大胆な手術を忘れ去ったとか無視しているなどと批判されているが、適切な議論を行い、その優位性と問題点を明示しなければならない……病気の原因が嵌頓ヘルニアならば周知の外科治療で解決できる。これに対し、異常が体内にあり、応急処置では効果のないことがある。この場合、患者は不運だったとあきらめるべきだろうか。完全に絶望的な場合でも、成功のおぼつかない手術を唯一の救命手段として試すことはできないだろうか。近代の研究者のほとんどは、これについて何も述べていなかったり、手術を否定したりしている。しかし、手術をあまり否定しない考えもある。本稿では事実と論拠を公正に吟味する。

エヴァンは、回腸苦の開腹手術に関する四つの文献を分析し、王立外科アカデミーに報告された回腸苦一五例について開腹手術の是非を検討した。

### (1) 開腹手術に関する過去の四つの文献

エヴァンはそれまでに回腸苦の開腹手術に関する報告として認められていた四つの初期の文献について検討した。第二章で述べたように回腸苦はイレウスの別称だが、四つの文献のうち一つは嵌頓ヘルニア、ほかの三つはすべて腸重積に関する文献である。

第一は、前述したプラクサゴラスの手術である。(19) この手術を史上初の開腹手術とみなす者もいたが、エヴァンは開腹手術ではないと考えた。エヴァンの頃からプラクサゴラスの手術は嵌頓ヘルニアの手術にすぎないと考えられるようになっていたからである。

第二は、一六七二年のオランダの医師パウル・バルベッテによる記述である。エヴァンはこの記述を腸重積の開腹手術に関する最初の提案とみなした。バルベッテは腸重積の手術について次のように述べている。

> 腸[20]はムシのようにさまざまに動き、とくに激しい痛みが起きたとき、自分の中に自分を受け入れることがある。この場合、排泄物は肛門まで移動できない。この病気はミゼレーレ・メイやイレウスと呼ばれている。ふつうの方法が無効な場合、しばしば瀉血や患部に吸角が繰り返されるが、患者を逃れがたい死に至らせるより、腹筋と腹膜を切り開き、腸の中に入り込んだ腸を指で引き出すほうがましではないだろうか。

この手術は腸を傷つけないので、バルベッテは腸重積の手術整復は可能と考え、腸重積を疑ったら開腹を試みることを勧めた。つまり、バルベッテは単なる開腹手術ではなく試験開腹術を勧めたのである。この大胆な提案にヨーロッパ中で議論が起きた。

第三は、一六七九年にボネーが過去の剖検報告をまとめた『墓地あるいは実用解剖学』全四巻である。その第三巻第一四部第二〇章「腸が腸の中に入り込んだ状態つまり腸重積によるイレウス」には一五件の引用文が並んでいる。その一一件目の引用文は上記のバルベッテの記述で、ボネーはその注釈として次のような一例を報告し、「ランティ男爵と交友したジュネーブ教会のピノー神父」から手紙で知らされたと述べている。

セーヌ河畔のシャティロンに近い、ブルゴーニュ公国のド・ランティ男爵夫人は、回腸苦の末期だった。従軍経験の豊富な若い外科医が現れ、手術に耐えられれば治癒を約束すると申し出た。彼はねじれた腸を引き出し、ねじれを解いて腸をもとにもどした。腹壁を縫い合わせ、幸いにも傷は治った。外科医は男爵夫人から年金を下賜され、それを享受した。しかし、彼は三年後に死亡し、命を救った男爵夫人より先に死亡した。[21]

ボネーはこの手術を自分で目撃したわけではなく、医療には素人の神父からの伝聞だったので、エヴァンは開腹手術ではなかったと断定した。嵌頓ヘルニアの嵌頓解除術だったに違いないと考えたからである。

第四は、一七四二年にオランダの医師ヴェルスが書いた学位論文「腸が腸に入り込む病気」で、一七五一年にハラーの『精選解剖学討論集』第七巻に収載されて有名になった。この論文に次のような記録があり、有名な医師ヌックが無名の外科医に腸重積を手術させたと報告している。エヴァンは、立派な医師オーステルディク・シャハトがこの学位論文を承認しているので、この手術の信憑性を「疑うのは困難である」と述べている。

五〇歳ほどの女性が回腸苦のひどい症状で疲弊し、ヌックの勧めで、浣腸、下腹部の温罨法、湿布、吸角などを繰り返したが、これらの治療はまったく効果がなかった。ヌックは病気が腸重積のせいだと考えた。ヌックはきわめて腕のよい外科医の助けを借り、左側腹部にヘソから斜めに下後方に向かう長さ四横指の切開を加えるように指示した。外科医は慎重に腸を引き出して温かいミルクに浸し、病巣を探し、腸捻転［腸重積］をほどき、腸を腹部にもどして傷を縫合した。ヌックの指示に従い、期待通りに手術は成功した。というのは、幸いにも偶然に、腸をそれほど引き出さなくても、嘔吐などの症状のもとになっていた腸の部分が目の前に現れたからである。まだ炎症も癒着もなく、この部分に大量の油を塗り、病巣を解除した。整復を終えた後、予定した通りに腹部を縫合した。まず温和な浣腸を行い、これにより腹部の排泄が回復した。活力が回復したので、当然ながら排泄は維持された。患者はこの手術で死を免れ、やがて健康を取りもどし、術後二〇年以上生存した。[22]

ヌックは一六九二年に亡くなったので、この手術はバルベッテの提案から二〇年以内に行われたということになる。この手術を行った外科医の名前が記載されていないのは、当時の外科医の地位が低く、軽視されていたからである。また、開腹手術を行うことの是非に関する議論がないのは、地位の高い医師が承認すれば、それだけで十分だったからである。

以上のように、エヴァンは四つの文献のうちヌックの症例だけを実際に行われた開腹手術と認めた。しかし、今後も腸重積に「開腹手術を採用するのに、この一例の成功だけで十分といえるのだろうか」と問いかけた。つまり、腸重積の開腹手術に反対したと解釈できる。

## (2) 王立外科アカデミーにおける回腸苦の報告例の検討

エヴァンは一七四〇年から一七六八年までに外科アカデミーが受理した一五例の回腸苦［イレウス］の報告を取り上げたが、本稿では便宜上これらを五群に分ける。すなわち、①腸重積六例、②腸管腫瘍四例、③索状物によるイレウス三例、④外傷性イレウス一例、⑤腹腔内ヘルニア一例である。全例とも内科的に治療され、一五例のうち腸重積の一例だけが生き残った。

腸重積の六例の内訳は、嵌入腸管の壊死脱落三例、嵌入腸管の肛門外脱出二例、回盲部の腸重積一例である。[23] 嵌入腸管とは腸重積において腸の中に入り込んだ腸のことである。腸重積が進行すると、嵌入腸管の先端が肛門から出てくることがある。この肛門外脱出の有無に関係なく、嵌入腸管は血行障害をきたして壊死を起こし、患者の大半は死亡する。しかし、壊死した嵌入腸管が自然に切り離され［壊死脱落し］、イレウスから生還することがあった。エヴァンはこの驚異的な自然治癒が起きた症例の報告を三例集めたが、患者が生き残ったのは一例だけで、ほかの二例は腸が壊死脱落してから一〇日余りで死亡した。

死亡した一四例には病理解剖が行われ、開腹手術の可能性が検討された。腸重積や索状物については、患者の生前に診断できれば、開腹手術は可能だと考えられた。しかし、エヴァンは「残念ながら、今のところ、この異常な原因はいかなる徴候によっても鑑別できない」ので、開腹手術は行えないと述べている。しかし、第④群の一例には開腹手術が可能だったと考えた。これは腹部打撲後にイレウス症状を起こした例で、エヴァンは次のように述べている。

> 病気の特性が明白で、病因も分かっていたので……［開腹して］ランドール手術を試みることができたと思われる。これが緊急例で明確な情報に基づいてケルススの教えが採用できる一例である。すなわち、何もしないより疑わしい治療でも試してみたほうがよいという教えである。しかし、この教えはしばしば裏切られることがある。また、直腸と肛門との間に通過障害が認められれば、リトレ氏が鎖肛の新生児で思い描いた手術計画、非常に漠然とした計画だが、私はこれを検討してはどうかと考える。リトレ氏によると、腹部を切開し、腸の断端を閉じずに腹部の切開創に適切に固定すれば、人工的な肛門の機能を果たすという。

ランドール手術とはランドールが一七二七年に開発した腸吻合術である。しかし、壊疽ヘルニア以外でこの手術を行う者はいなかった。また、リトレが鎖肛に勧めた人工肛門造設術を行う者もいなかった。しかし、壊疽ヘルニアで腸の切除や吻合を行う手術が成功していたので、エヴァンは鎖肛以外の腸閉塞にもその手術が利用できると考え、「原因が分かって」いれば、開腹して腸の切除や吻合を行ってもよいと考えたのである。

このように、エヴァンは基本的に開腹手術に反対ではなかった。しかし、エヴァンはその考えを一般化せず、この症例にしか通用しない考えとして述べた。というのは、「王立外科アカデミー紀要」の編集委員会が開腹手術に反対したからである。[24] エヴァンは編集委員会の意向に従って開腹手術に否定的な結論にせざるを得なかったといわれている。

### (3) エヴァンの結論

過去に報告された開腹手術で、信憑性のある成功例はヴェルスが報告した腸重積の一例だけだった。しかし、エヴァンは「その成功が間違いないと証明されたとしても、この一例の成功だけでは外科医が腸重積に開腹手術を行うことは許されない」と結論した。というのは、帝王切開という開腹手術がときどき行われていたが、「帝王切開では、既知の原因があり、[開腹する]動機には肯定的で、徴候も明白で、目的ははっきりし、どうすべきかも分かっている。しかし、腸重積にはこれらがない」からだった。エヴァンは一七二一年にドイツの外科学教授シャヘルが述べた次のような言葉を引用している。

腸重積の存在が確かならば、私は開腹手術に反対することはできないと思う。しかし、その存[25]

在を示す確実な徴候はほとんどないのに、患者が決意しかねるような大胆な手術を敢えて行う者がいるだろうか？ 患者を開腹したとき探していた病気を見つけられなかったとしたら、外科医はどんな不名誉と後悔を感じるだろうか？

原因が違っていても、ほかの回腸苦と共通する徴候しかない腫瘍、索状物、腹腔内絞扼をどのように治療したらよいのだろうか。これらの例は、原因の特徴と場所を明示する明白な徴候がまったくないので、その診断はきわめて厄介である。それゆえ、これらの例に開腹手術を施すことはできない。

エヴァンは論文の最後で次のように結論した。

一八二二年[26]にエヴァンの伝記作家は、エヴァンの回りくどい結論を「存在を確認できない病変を治療するために、生きている患者の腹部を切開するようなことは、バルベッテが何といっていようと、決して行ってはならない」と要約した。つまり、試験開腹術は許されない。手術する前に診断がつかなければ、腸重積に開腹手術を行ってはならないということである。そのため、ヌックの手術から百年以上もの間、腸重積の開腹手術が試みられることはなかった。患者が生きているうちに腸重積を診断することは、ほとんど不可能だったからである。

第二章で述べたように、一六、一七世紀にはイレウス患者の死体解剖で多くの病変が発見されていたが、その病変は病気の原因ではなく結果とみなされていた。それゆえ、患者が生きているうちに体内の病変を診断する研究はほとんど行われていなかった。体内の病変を患者の生前に診断する研究つまり病理解剖で発見された病変を患者の症候と照合する研究は、一八世紀半ばにモルガーニとともにはじまる。エヴァンの時代には、開腹手術を行う前に病変を診断できるイレウスは、せいぜい鎖肛と直腸癌ぐらいだった。つまり、エヴァンの時代に可能な開腹手術は、鎖肛か直腸癌に対する人工肛門造設術だけだったといえる。

## 3．開腹手術としての人工肛門造設術

前述したように、人工肛門造設術はすでに一七〇一年から壊疽ヘルニアに対して行われている。しかし、これらの手術は、人工肛門造設術の歴史から除外されていることが多い。壊疽ヘルニアの手術は開腹手術とみなされていないからである。開腹手術としての人工肛門造設術の歴史は、リトレの提案からはじまるとされている。

### (1) リトレの提案

フランスの解剖医リトレは、一七〇〇年に壊疽ヘルニアに人工肛門造設術を勧めたが、一七一〇年には開腹手術による人工肛門造設術を提案した。

一七一〇年にリトレは、新生児の病理解剖で、直腸が二分されて長さが約一インチ半の固い線維でつながっている形態の鎖肛を観察した。口側の直腸は胎便が詰まっていたが、肛側の直腸は空虚だった。リトレは次のように提案した。[27]

リトレ氏はこの観察から得たことを役立てたいと考え、同じような異常を持つ症例に対して巧妙な手術を考案した。すなわち、腹部を切開し、盲端になっている二つの腸管を切開して開腹創に縫い付ける。少なくとも上方の腸管は、再び閉鎖しないように開腹創に縫い付け、肛門として機能させる必要があるというのである。詳細は省略するが、賢明な外科医ならこの簡単な示唆から［手術方法が］推測できるだろう。一目で可能なことが分かり、断念すべきではないことが分かれば、一般にはそれで充分である。

この人工肛門造設術は明らかに開腹手術である。バルベッテに続く二番手として、リトレもイレウスに開腹手術を勧めたのである。バルベッテは手術前の診断が難しい腸重積に手術を勧めたが、リトレは簡単に診断できる鎖肛に勧めた。それゆえ、リトレの手術が反対されることはほとんどなかったが、実行されたのは半世紀以上も後のことだった。さらに、手術の成功例が報告されはじめたのは、フランス革命が一段落した一七九〇年代の半ばだった。

## (2) リトレの人工肛門造設術

一七九六年にフランスの外科医サバティエは著書『外科手術学』第一巻で次のように述べた。

リトレの手術の実施例については、ブレスト[ブルターニュの港町]の海軍外科医デュレの症例以外に知らない。デュレは診察した生後二日のこどもが重症の鎖肛だったので、数人の医師と相談した。直腸があると思われるところで切開して探すことを勧められたが、この手術は失敗した。デュレは左下腹部で開腹し、S状結腸を切開して人工肛門にすることを提案した。この手術はまず生後約二週間のこどもの死体で行われた。顧問医たちはその結果に満足し、患児に実行することを決定した。[28]

この続きはデュレ自身の報告から引用する。この手術は一七九三年に行われていたが、手術から五年後の一七九八年に、デュレはこの症例を雑誌に報告した。

死体手術を見学した者を招集し、人道上の問題や手術について長い間討論し、次のように結論した。①異常な手段でも何か手だてを講じなければこどもは確実に死亡する、②「患者を見放して死に至らしめるより、効果が疑わしくても何か治療をした方がよい」という「ケルススの教え」が適用できる、③このように病気の原因も経過もよく分かっている症例では、人工肛門造設術[29]

はエヴァンが開腹手術について述べた結論に抵触しない。
私は、胎便のために皮膚がやや黒っぽく透けて見え、[拡張した]S状結腸による軽度の膨隆に近い左腸骨部で開腹した。約一インチ半の切開をおき、そこから示指を腹腔に入れてS状結腸を引き上げた。結腸がすぐ腹腔に落ち込まないように、結腸間膜に二本の糸を通して結腸を縫着した。結腸に縦切開をおくと大量のガスと胎便が流出し、ある程度腸の内容がなくなったところで、穴の開いた湿布で創に簡単な被覆を施した。日曜日から月曜日にかけての夜に患児はぐっすりと眠り、熱も下がって嘔吐も止み、母乳を時々あげることができた。手術の翌晩、手術に立ち会った者達は、この好ましい変化を見て満足を述べた。こどもを巻いた包帯は胎便だらけだったが、前には消え入るようだった泣き声は、今や元気一杯に聞こえた。

この開腹手術の反響は大きかった。当時としては、驚異的な手術だったからである。

さらに、一七九七年にモンペリエの解剖学教授デュマは次のように述べ、鎖肛だけでなく、直腸癌でもリトレの手術が有用だと主張した。

人工肛門を造設することは非常に簡単であり、それは科学に興味深く、まれな観察を提供する[30]と同時に、少なくとも患児の寿命を延ばすだろう……人工肛門がよい治療になる例は思いのほか多い。肛門括約筋の数インチ上で直腸が狭窄して液状便だけが通れる例はほとんど不治の病だが、このような例ではこの手術が有益ではないだろうか?

デュマ[31]の論文は全ヨーロッパで関心を呼び起こし、パリとリヨンの医学雑誌の編集者たちは過去の文献を調査し、人工肛門造設術に関する報告を探し出した。

デュマの報告以来、成人にもリトレの手術が行われるようになった。一八三九年[32]にパリの外科医アミュサが過去に行われた人工肛門造設術の報告を調べたとき、二七例のほとんどにリトレの手術が行われ、そのうち二一例は鎖肛の小児で、六例は直腸狭窄の成人だった。

## (3) ピロルの手術

アミュサによれば、壊疽ヘルニアの人工肛門造設術を除くと、成人に行われた最初の人工肛門造設術は一七七六年にピロルが行った盲腸瘻造設術だった。しかし、ピロル自身は報告しなかったので、この手術を広く知らしめたのは一八三九年のアミュサの論文だった。

一七七六年にフランスの地方都市ルーアンの外科医ピロルは、直腸癌による腸閉塞の患者に人工肛門を造設した。患者はワイン商人で、最初にかかった医者から下剤を処方されたが改善せず、水銀の大量服用を勧められた。全部で二ポンド[約九〇〇グラム]の水銀を服用したが、一カ月しても水銀は排泄されなかった。相談を受けたピロルは、すぐに直腸指診を行い、直腸全周の癌性狭窄と診断できたので、人工肛門の造設を勧めた。右鼡径部の少し上に横切開[長さは不明]を加え、盲腸を引き出して人工肛門にした。術後経過は順調だったが、一四、一五日後ぐらいから腹痛を訴え、二〇日後に腹部が膨満し、二八日後に死亡した。

ピロルは報告しなかったので、この手術のことは少数の人にしか知られていなかった。一七九八年にリヨンの医学雑誌の編集者がピロルの手術に言及したので、アミュサはピロルの家族に直接問い合わせた。ピロルの息子と孫がその記録を探し出してアミュサに伝え、一八三九年にアミュサはそのことを自著に記載し、ピロル親子は一八四〇年に雑誌に投稿した。それゆえ、ピロルの手術が知れ渡ったのはその以降のことである。

フランス革命で旧体制が崩壊するまで、内科医に無許可で外科医が大きな手術を行うことは禁じられていた。ピロルが報告しなかったのは、内科医の許可を取らずに手術したので、手術のことを公表したくなかったからではないかと思う。

### (4) リトレ法とアミュサ法

リトレ法つまり開腹による人工肛門造設術が広まったことは、開腹手術に対する拒絶反応を和らげたと思われる。しかし、リトレ法の成績は決してよくなかった。アミュサはリトレ法による人工肛門造設術二七例を集めたが、生死の記載がある二三例のうち一三例［五六・五％］が死亡していた。死因の多くは腹膜炎だったので、アミュサは腹膜の切開つまり開腹したことが原因だと考え、開腹しないで脇腹に人工肛門を造設する手術法を考案した。

アミュサ法すなわち開腹しない人工肛門造設術の優秀性は広く認められた。アミュサ法はリトレ法を駆逐し、約半世紀の間、人工肛門造設術はアミュサ法の独壇場となった。[33]一八七三年までの約二〇年間に行われたアミュサ法八〇例の死亡率は三二・五％という好成績だった。一九世紀半ばまで腸閉塞の治療は内科治療が主体だったが、アミュサ法は人工肛門造設術を腸閉塞の有力な治療として確立したのである。

消毒法がなかった時代の人工肛門造設術としては、リトレ法よりアミュサ法が安全だった。しかし、アミュサ法は開腹しないので、腸閉塞の原因も所在も診断できなかった。そのため、消毒法によって開腹手術の安全性が高まると、一八八〇年代にリトレ法が再評価されるようになり、一九世紀末までにアミュサ法はほとんど行われなくなった。

## 4．初期の腸吻合術

人工肛門を造設されて生きながらえた患者の日常生活はきわめて悲惨だった。そのため、壊疽ヘルニアの手術では、最初から人工肛門をつくらないか、つくった人工肛門を後で除去［閉鎖］する治療が熱望された。しかし、人工肛門をつくらない場合でも人工肛門を閉鎖する場合でも、腸の一部を切除した後、必ず腸の断端をつなぐ必要があった。

一八世紀はじめ、腸をつなぐには二つの方法が知られていた。古代の方法と中世の方法である。古代のケルスス[34]は腸の傷をかがり縫い［手袋縫合］で閉じることを勧めたが、「もし腸に穴があいていたら、何も助けになることはできない」と述べ、その効果には悲観的だった。そのためか、中世ヨーロッパの外科医は腸の縫合に関心が薄かった。しかし、アラビア医学の影響により、腹部外傷で腸が切断されたとき、腸の二つの断端に一本の中空の枝を挿入し、その上で腸を縫い合わせる手術［内腔スプリント法］が外科書で説明されるようになった。これらの手術が知られていたが、実際に行われていたかどうかは分からない。

一八世紀には腸をつなぐ新しい方法が考案された。壊疽ヘルニアで人工肛門をつくらない治療、つまり壊死した腸を切除して残った腸をつなぐ手術として開発がはじめられた。

確かな記録がある腸吻合術の最古の成功例は、前述したランドールの手術である。一七二七年にランドールは、女性の大腿ヘルニアで嵌頓して壊死した腸を切除し、口側腸の断端を肛側腸の断端の中に挿入した後、重ね合わせた腸を一、二針で固定し、腹壁の傷に縫い付けた。しかし、この方法は技術的にきわめて難しく、ランドールに続く報告はまれだった。

次の成功例は、一七四四年にフランスの軍医デュヴェルジェが行った手術で、鼡径ヘルニアで嵌頓して壊死した腸を切除し、中世の内腔スプリント法にならって腸を吻合した[35]。すなわち、腸の二つの断端に仔ウシの気管を挿入し、気管とともに針糸をかけて三針で吻合し、腹壁の傷に縫い付けた。気管は二〇日余後に排泄された。しかし、この方法も追随する者はまれだった。一七七四年にドイツの医師リヒターは次のように述べている。

これらの方法は、自然の仕事を助けるというより妨害するというほうがふさわしく、きわめてまれな例にだけ適用が可能である。[36]

ランドールの方法もデュヴェルジェの方法も、くっつけた腸を数本の糸で固定するだけだったので、腸が完全にはつながらず、大きな穴が残ることが多かった。腸をつないだところから腸内容が漏れることを縫合不全というが、当時は縫合不全が当然のように起きていた。一九世紀になると、この欠点を改善するために動物実験が行われるようになった。

### (1) クーパーの実験

一七九九年にフランスのビシャが『諸膜論』を著し、粘膜面同士は癒着せず、漿膜面同士が癒着しやすいことを指摘したことは、その後の腸吻合の研究に大きな影響を与えた。

一九世紀初頭にイギリスの外科医アストリー・クーパーは、エディンバラの外科医ジョン・トムソンとともに、腸を切除して断端を吻合するイヌの実験を繰り返した。一八〇四年にクーパーは有名な著書『鼡径ヘルニアと先天性ヘルニアの解剖と外科治療［ヘルニア記と略す］』[37]を出版し、第一一章で腸の吻合術に関する画期的な実験を報告した。当時は、異物の糸を体内に残すと感染源になるので、腸の吻合に用いる縫合糸は二、三本以下に抑えられていた。また、術後に抜糸できるように、吻合した腸を皮膚の切開創に近づけ、糸の端を長く残して切開創から体外に垂らしていた。クーパーは縫合糸を五本に増やし、縫合糸の両端を短く切って体内に残す実験をしたのである。イヌの死後解剖から得られた実験の結果について、次のように述べている。

糸［結び目］のうち三本は消失していたが、それらがあった痕跡が［吻合した］傷の肥厚した内面にはっきりと見られた。糸のうち二本はまだ傷の側面に付着したままだった。うれしいことに、糸は腸の外側から内側に取り込まれ、糞便とともに排出されたことが分かった。……これらの実験を行ったイヌでは、腸を腹腔にもどせるだけでなく、縫合糸も腹腔に残せることが分かったが、これらの糸が腹腔に脱落し、異物による炎症を起こすことを心配する必要はないように思われる。しかし、ヘルニアのはみ出た腸は炎症を起こしているので、糸の早期脱落は危険である。最初の実験で明らかになったように、イヌは腹部からぶら下がっている糸を嫌がってはいなかった。腸の吻合法としては、糸に不便が生じたらいつでも抜糸できる［糸の端を手術創の外に出す］方法が依然として好ましい。

ヒトの壊疽ヘルニアに対しては、当初クーパーは人工肛門をつくらず、壊死腸管を切除して腸の断端を吻合することを勧めた。しかし、うまくいかなかったため、後年は腸の吻合をあきらめて人工肛門にすることを勧めるようになった。クーパーは腸管の切除後につくられる人工肛門を二つの銃口が並ぶ二連銃にたとえ、二連銃式人工肛門と名付けた。

一八〇五年[38]にアメリカの若い医師トマス・スミスは、クーパーの実験を追試し、クーパーの結論を裏付ける学位論文を発表した。また、一八一二年[39]にクーパーの弟子ベンジャミン・トラヴァースも追試実験を行い、縫合糸の数を増やし、糸の端を短く切り落とし、体外に垂らさなくてもよいことを確認した。さらに、トラヴァースは腸の吻合では腸の断端の漿膜面同士の接着が重要なことを明らかにし、その後の研究に大きな影響を与えた。

### (2) 人工肛門のスパーとエンテロトーム

最初から人工肛門をつくらない壊疽ヘルニアの治療の開発がうまくいかなかったので、人工肛門をつくって後で除去する治療が研究された。一八一三年[40]にフランスの外科医デュピュイトランは、腸の切除と吻合を必要としない人工肛門の閉鎖手術を考案した。

デュピュイトランは二連銃式人工肛門で二つの腸管の内腔を分け隔てている腸壁をエペロンと呼んだ。フランス語でエペロン éperon [英語ではスパー spur] は拍車を意味している。拍車は大きく二種類に分けられ、歯車のような輪拍とトゲのような棒拍 (**図6**) があるが、デュピュイトランは二連銃式人工肛門の隔壁が棒拍のトゲに似ていると考えたのである。

一般に、人工的につくられた体表の穴は、何も流れ出てこなければ自然に閉じる。人工肛門が自然に閉じないのは、スパーがあるため、腸内容が外に流れ出るからである。スパーがなければ、腸内容は下方の腸に流れ、人工肛門は自然に閉鎖する。スパーを除去するため、一七八九年にドイツのシュマルカルデンはスパーに突き通した糸を徐々に結紮してスパーを絞断し、一八〇九年にアメリカのフィジックは結紮してすぐにメスで切断した。

一八一三年にデュピュイトランは、これらの方法は腹膜炎を起こす危険が大きいと考え、スパーを挫滅切断する鉗子を考案し、この鉗子をエンテロトームと名付けた。スパーを形成する二つの腸壁は漿膜同士が癒着するため、スパーが挫滅切断されても、腸内容は漏れないのである。スパーが切断されてなくなると人工肛門は自然に閉鎖するので、この方法は消毒法や抗生剤のない時代でも安全だった。デュピュイトランは一八一三年から一八二四年までにエンテロトームを用いる手術を四一例に行ったが、この

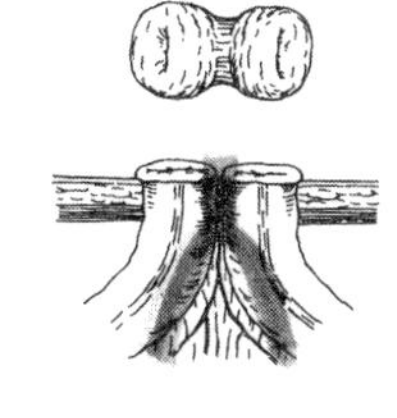

二連銃式

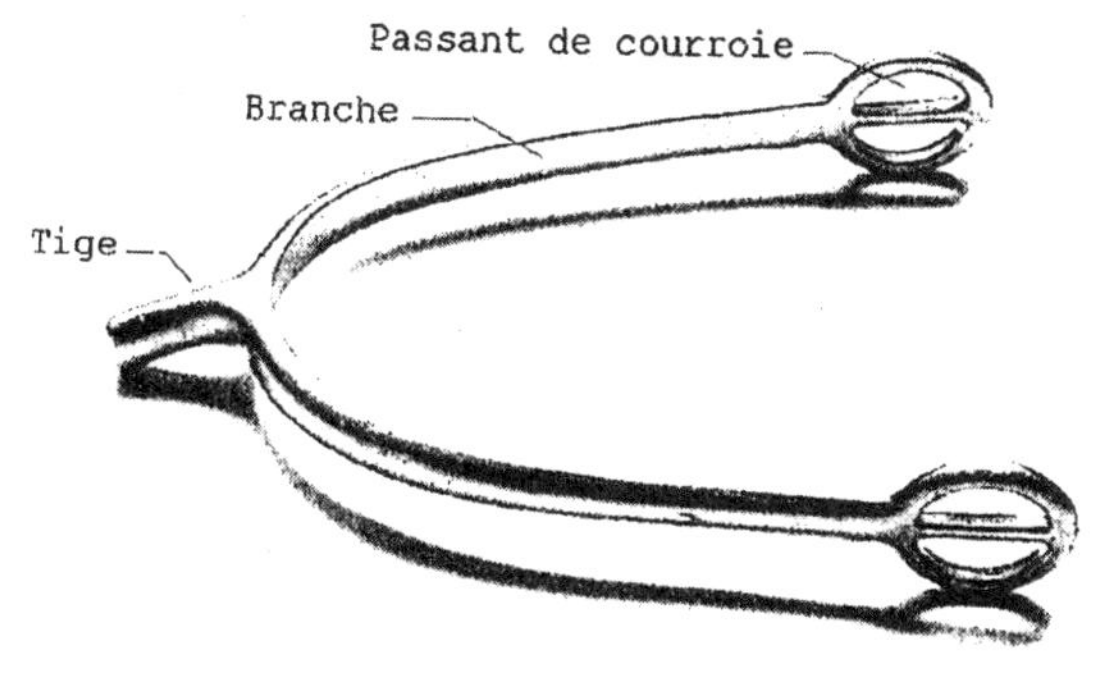


図6　棒拍 éperon

出典 www.wordow.com

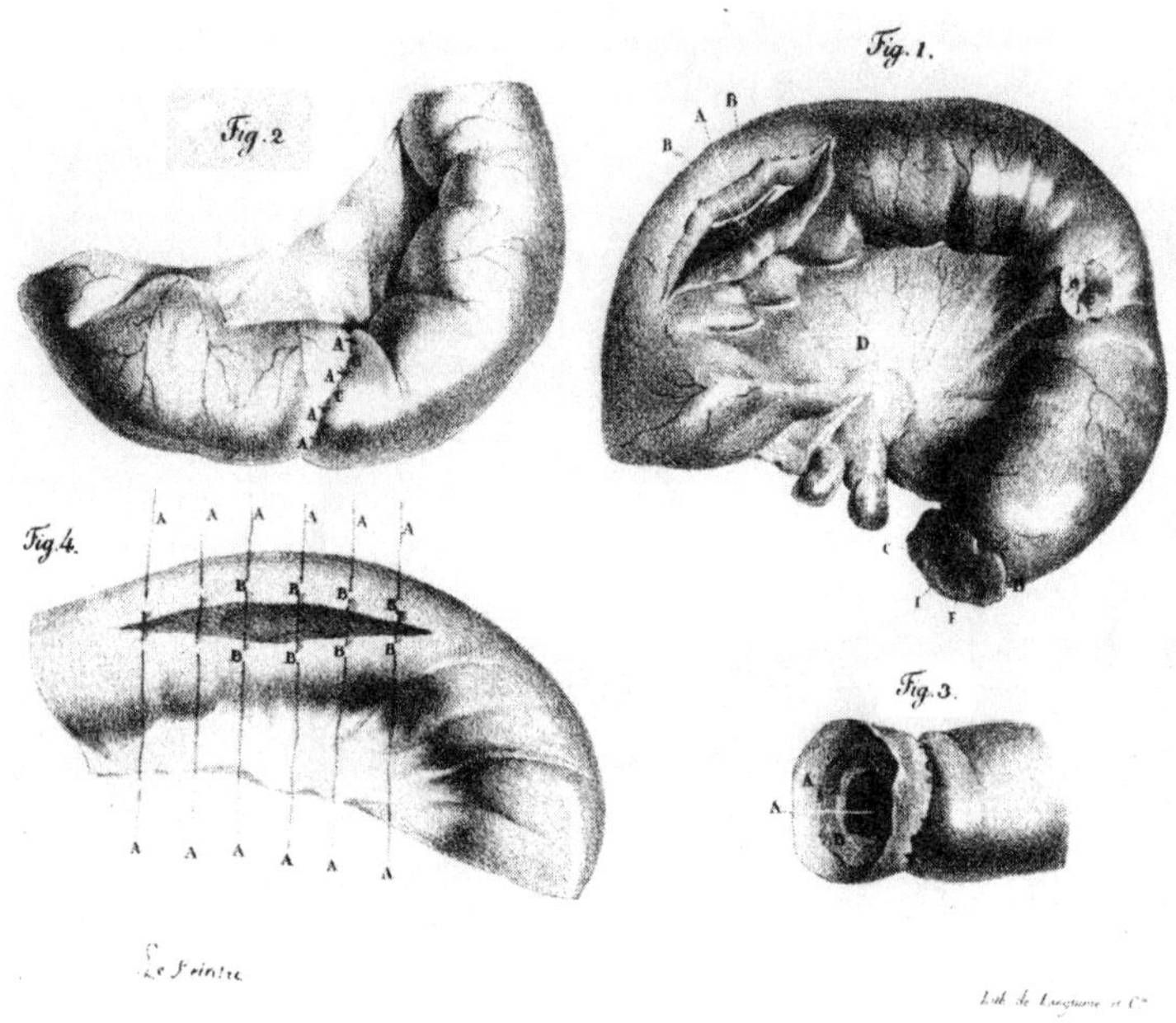


図７　ランベール縫合

Fig 1：A 縦創、B 粘膜翻転、C 刺創、D 輪状筋の収縮、E 粘膜脱出、F 横創、Fig 2：A 結び目、C 漿膜、Fig 3：A 腸管腔、B 弁、C 漿膜、Fig 4：A 糸、B 漿膜

出典：Lembert A：Mémoire sur l'énterorrhaphie. Rep Gén d'Anat Physiol Pathol 2：100-107, 1826

うち死亡は三例だけだった。

その後、壊疽ヘルニアには人工肛門をつくる手術が好まれるようになり、エンテロトームを用いる人工肛門閉鎖術はすぐに普及した。また、この人工肛門閉鎖術は、次に述べる腸管縫合術のランベール縫合のヒントにもなった。

### (3) ランベール縫合

一八二六年にフランスの外科研修医アントワーヌ・ランベールは、トラヴァースの実験と師匠のデュピュイトランの人工肛門閉鎖法から、二つの腸が漿膜を接触させ続けるだけでくっつくことに注目し、イヌの実験で次のような腸吻合法を完成した(図7)。

創の大きさに必要な縫合点と同じ数だけの針と糸を用意する。各々の縫合点は互いに四、五リーニュ[一リーニュは二・二五六ミリ]離す。全部の糸を通すまで、どの糸も結んではならない……右側の断端の縁から約二リーニュのところで、針を貫通させるか、腸管壁の厚さに応じて針を筋層と粘膜の間に滑らせる。最初に針を刺入したら、左下方を向いていた針の先を左上方に向け、断端の縁から約一リーニュのところで再び針を出す。それゆえ、創縁の外で糸が腸管壁に約一リーニュかかることになる。この最初の針を通したら、同じ針を対側の縁に向け、この断端の他方の縁から一リーニュのところで針を刺入する。前述したように針の向きを変え[41]

ながら、縁から二リーニュのところで再び針を外に出す。すなわち、同じ糸が腸管壁に二度入り、二度出ることになる。断端の両縁の外で円筒の凸部をなす腸管に糸が一リーニュかかっていることが分かる。この糸を結ぶと、糸をかけた両側の腸管壁が強く引き寄せられ、漿膜で互いに接面する。創の自由縁は腸管腔の方に折り込まれ、腸管腔に多かれ少なかれ明瞭な隆起を形成する……腸管が接合したら、結び目の近くで糸を切断する。糸は一本だけ残し、それを開腹創の角に固定する。両側断端でこれらの糸をかけた腸管の小さな部分は徐々に切断され、糸は腸管内に脱落する。

ランベールの縫合法の特徴は、腸の断端を内翻させ、漿膜と漿膜を背中合わせに接着させたことである。また、ランベールは腹腔に残す糸を増やしても「結び目が腸管腔に脱落する」ので、「結び目に近いところで糸を切断した後でも、不都合なことはまったく起こらない」と述べている。したがって、縫合糸の数を制限する必要がなく、吻合した腸管の「連続性をきわめて正確に保持できるので、ガスさえ漏れない」ようにすることができた。

**(4) 臨床への応用**

エンテロトームを用いる人工肛門閉鎖法は、死亡率は低かったが、閉鎖するまでに半年から一年かかり、完全に閉鎖しないことも少なくなかった。そのため、エンテロトームを用いずに人工肛門を切除した直後に吻合する人工肛門閉鎖術が検討されるようになった。

一八八四年にイギリスの外科医メイキンズは、エンテロトームを用いずに人工肛門を閉鎖する手術、つまり人工肛門を切除して腸の断端を吻合する手術の報告を三九例収集した。また、壊疽ヘルニアで壊死腸管を切除した直後に断端を吻合する手術、つまり最初から人工肛門をつくらない手術五五例の報告を収集した。合計九四例で腸吻合術の術式を検討した。[42]

九四例のうち八四例は消毒法が発明された一八六七年以降に行われ、それ以前にはわずか一〇例しか行われていなかった。その一〇例はすべて最初から人工肛門をつくらない手術が行われたもので、その内訳は以下の通りである。

一〇例中四例はランドールの方法だった。一七二七年のランドールの報告例とその追試報告三例［一七六七年、一七九六年、一八一〇年］で、すべて嵌頓ヘルニアである。一例が死亡した。

一〇例中二例はデュヴェルジェの方法だった。一七四四年のデュヴェルジェの報告例とその追試報告一例［一七七五年］で、二例とも鼡径ヘルニアの嵌頓で、死亡例はない。

一〇例中三例は端々吻合だった。すべてアストリー・クーパーの報告例であり、そのうち一例は一七九四年にクーパーの知人の外科医が二二歳男性の嵌頓した鼡径ヘルニアに行った手術だった。四インチの壊死腸管を切除して端端吻合を行い、吻合部を皮膚切開創に縫い付けた。すぐに縫合不全を起こして人工肛門になり、患者は救命された。ほかの二例は、一八〇六年にクーパーが手術した大腿ヘルニアの嵌頓例である。患者は五〇歳と六八歳の女性で、それぞれ二インチ半と四分の三[43][44]

インチの腸を切除し、いずれも三針で端端吻合を行い、吻合部を皮膚切開創に縫い付けた。両者とも縫合不全を起こして人工肛門になり、それぞれ一二日後と二カ月後に死亡した。

最後の一例はランベールの方法だった。[45] 一八三六年にドイツの外科医ディーフェンバッハが五〇歳男性の嵌頓した大腿ヘルニアに行った手術である。三インチの壊死腸管を切除し、腸の吻合は次のように行った。

腸間膜の三角形の欠損部を縫うことからはじめた。細い針と細い糸の連続縫合で閉じた。腸の断端は特別な方法で縫合した。ランベールの教えに従い、まず断端から二リーニュのところで刺入し、断端の間を渡って針糸を運び、針糸が筋層を通り、腹膜面だけが相互に合わさるようにした。粘膜に針糸は通さず、粘膜の断端は腸の内腔に押し込んだ。

これはランベールの腸吻合法が臨床に応用された最初の例である。

消毒法が開発された一八六七年以降の八四例では、吻合法の記載のある五八例のうち、三四例はランベール法単独のいわゆる一層縫合、一七例はランベール法とほかの吻合法を併用したいわゆる二層縫合であり、実に九割がランベール法を用いている。消毒法が普及した後、ランベール法は腸吻合の基本原理になったのである。

（1）ケルスス著、石渡隆司・小林晶子訳『医学論』医事学研究第一四巻九一～九二頁、一九九九。

（2）現在、整復できないこと以外に症状のないヘルニアは非還納性ヘルニア irreducible hernia、腸閉塞症状のあるヘルニアは嵌頓ヘルニア incarcerated hernia と呼ばれ、嵌頓ヘルニアのうち腸の血行障害のあるものは絞扼ヘルニア strangulated hernia と呼ばれている。しかし、一八世紀のヨーロッパでは、嵌頓ヘルニアと絞扼ヘルニアは同じヘルニアを意味し、フランスではとくに嵌頓ヘルニアが進行して腸が壊死したヘルニアを壊疽ヘルニア hernie avec gangrene と呼んで区別していた。一九世紀になると、壊疽ヘルニアは英語で mortified hernia や gangrenous hernia と呼ばれるようになった。

（3）ケルスス著、石渡隆司・小林晶子訳　『医学論』医事学研究第一三巻一〇一頁、一九九八。

（4）ケルスス著、石渡隆司・渡辺善嗣訳　『医学論』医事学研究第三巻三〇一頁、一九八八。

（5）Caelius Aurelianus : On Acute Diseases and on Chronic Diseases. transl. by Drabkin IE, p.403, 1950. この本は、一世紀のエフェソスのソラヌスの著書をアウレリアヌスがラテン語に翻訳したものとされている。なお、プラクサゴラスの手術については久しく忘れられていたが、一六九六年にフランスのルクレールが再発見し、フランスの外科医を鼓舞した。Leclerc D : Histoire de la medicine.  pp.682-686, 1696.

（6）Wangensteen OH : The Rise of Surgery. pp.111-112, 1978

（7）Nicaise E : The Surgery of Pierre Franco. transl by Roseman LD, pp.259-260, 2003

・川満富裕『鼡径ヘルニアの歴史』五八～五九、一六二頁、二〇一四。

（8）Heister L : Medical, Chirurgical, and Anatomical Cases and Observations. transl by Wirgman G, pp.39-40, 1755. 当時は嵌頓ヘルニアだけが手術されたが、手術数はきわめて少数だった。たとえば、一八〇七年から一八三〇年までに

ロンドン脱腸帯協会が脱腸帯を提供した患者はほぼ五万人に及び、そのうち二万一千人は鼡径ヘルニアで、その多くが嵌頓や絞扼を起こしていた。しかし、手術を受けたのは六八人だけだった［Stanley P : For fear of pain, British surgery 1790-1850. p.77, 2003］。

（9）Fabricius Hildanus : Observationum et Curationum Chirurgicarum Centuriæ. Observatio 74, pp.202-206, 1606

腸の横断創に対して人口肛門造設術をはじめて提唱したのはパラケルススだといわれている［Senn N : Enterorrhaphy. JAMA 21 : 215-236, 1893］。

（10）Louis A : Sur la cure des hernies intestinales avec gangréne. Mémoires de l'Academie Royale de Chirurgie 3 : 145-201, 1757. この論文にはラペロニー、ランドール、デュヴェルジェなどの報告が要約されている。

（11）Littre A : Sur une nouvelle espéce de hernie. Histoire de l'Academie Royale des Sciences 2 : 294-304, 1700 (1703)

リトレは論文の最後で次のように述べている。

私はこの場所だけから糞便を排泄した三人の男性と一人の女性を知っている。絞扼を伴うヘルニアで、自然に、または外科医によって、胃に続く腸の一部が傷の端にくっついたからである。実は、この手術は非常に厄介な不便が続く。しかし、その後の人生がどんなに悲惨で辛くても、死ほど恐ろしいものはない。ケルスス曰く、「悲惨な手段でもさらに悲惨な病気を癒やすことができる」。

（12）Mery J : Observations sur les hernies. Histoire de l'Academie Royale des Sciences p.271-289, 1701 Peyronie FG de la : Quand l'Intestin qui fait la Hernie est pourri ou gangrené. Histoire de l'Academie Royale des Sciences p.32-33, 1723

（13）Moebius JF : De intestini frusto corrugo resecto, sanisque ejus extremis feliciter rursus coalitis. In Haller A von :

Disputationum anatomicarum selectarum. vol 6, pp.745-746, 1751. ランドール自身はこの手術を報告しなかったが、数年後に患者がほかの病気で亡くなったとき、ランドールは腸の状態を調べることができ、以前に切れていた部分を切除し、メビウスに送った。メビウスがランドールの手術を報告し、腸の標本はハイスターに贈呈された。ハイスターはランドールの手術について次のように述べている［Heister L : A General System of Surgery. 7th ed., vol 2, pp.103-104, 1763］。

腸が癒着して結合することは、ブルンシュヴィヒ公爵の外科医ランドールの最近の観察によって確認されている。彼は数年前に、嵌頓ヘルニアの女性で壊死した腸を切除し、健康な腸の二つの断端のうち一方［口側端］を他方［肛側端］に挿入して結合し、ヒモで緩く結んだ。これを腹部にもどし、結合部を結んだヒモを腹壁の傷口に引き寄せた。これによって分割された腸が炎症を起こし、驚いたことに結合した。その後、以前のように傷口ではなく、肛門から糞便を排出した。女性は健康な状態で生活し、約一年後に胸膜炎で亡くなった。死体を開くと、分割された腸は互いに結合しているように見えた。彼は腸が癒着した腹壁の一部といっしょに私に贈呈してくれた。私は今、これをアルコールに保存し、信じられない思いでいるが、［フランスの外科医とは］異なる考えを持っている。

無麻酔下の手術では、腸の断端は痙攣して収縮するので、腸の断端に別の腸を挿入して固定するランドールの腸管吻合術はきわめて困難だった。

(14) Southwell T : Medical Essays and Obsevations being an Abridgment. vol 1, pp.8-18, 1764

(15) Lawrence W : A Treatise on Ruptures. pp.245-251, 1811

人工肛門は一種の病気とみなされ、人工肛門の閉鎖手術はその治療と考えられていた。

(16) Dupuytren G : Lectures on Clinical Surgery Delivered in the Hotel-Dieu of Paris. Chap 53 : On artificial anus, pp.453-474, 1835

(17) Louis A : Op. cit., Mém Acad Roy Chir 3 : 145-201, 1757

Pipelet F : Sur la réunion de l'intestin qui a souffert éperdition de substance, dans une hernie avec gangréne. Mémoires de l'Academie Royale de Chirurgie 4 : 164-172, 1768. ピプレは、「壊疽ヘルニアは、今日まで報告が非常に少ないことは驚くべきことだが、頻繁に起こっていたことは間違いない」と述べている。

(18) Hé vin P : Recherches Historiques, Sur la Gatrotomie, ou l'ouverture du bas-ventre, dans le cas du Volvulus, ou de l'intussusception d'un intestin. Mémoires de l'Academie Royale de Chirurgie 4 : 201-242, 1768

(19) LeClerc D : The History of Physick. pp.404-407, 1699

(20) Barbette P : Opera Chirurgico-Anatomica. pp.381-382, 1672. 腸重積 intussusception という英語は、このバルベッテの記述に基づくといわれている。Intussusception はラテン語の「自分の中に」を意味する副詞 intus と「受け入れる」という意味の動詞 suscipio の合成語である。

(21) Bonet T : Sepulchretum sive anatomica practica. Lib 2, Sect 14, p.228, 1700. 腸重積の呼称は引用文によって定まらず、dolor iliacus, iliaca passio, introsusception, volvulus などと呼ばれ、ボネー自身は intussusception と呼んだ。しかし、同じ章にまとめられているので、これらの用語は同じ病態のイレウスつまり腸重積を意味している。それゆえ、この頃に腸重積という病気の概念が生まれたといってよいと思う。

(22) Velse CH : De Motuo Intestinorum Ingressu. In Haller's Disputationum Anatomicarum Selectarum 7 : 99-157, 1751

(23) 嵌入腸管については215頁を参照。腸重積が進行すると、嵌入腸管は直腸にまで送り込まれ、ときには肛門から押し出される（嵌入腸管の肛門脱出）。あるいは、嵌入腸管は循環障害を起こして壊死し、ちぎれて脱落し、肛門から排泄される（嵌入腸管の壊死脱落）。

（24）Dezeimeris JE : Recherches historiques sur la gastrotomie ou l'ouverture du bas-ventre dans le volvulus, ou l'intussu-sception d'un intestin, par Hévin, membre de l'Académie royale de chirurgie. Mémoire inédit, postérieur à celui publié par le méme auteur, sous le méme titre, dans le tome iv des Mémoires de cette Académie. Journal des Connaissances Médico-Chirurgicales. pp.89-101, 188-193, 1836 Sept

アカデミーが紀要を出版するとき、まず編集委員会が任命され、委員会は作業計画を作成し、アカデミーで報告された観察と研究の中からテーマを選択し、委員の一人に論文にまとめるように指示した。論文は事前に何度か委員会で読まれて意見が求められ、承認または拒否された。エヴァンの論文は、編集委員会とくにアントワーヌ・ルイに論破され、書き換えられたといわれている。

（25）Schacher PG : De morbis a situ intestinorum praeternaturali. p.18, 1721

（26）Bégin LJ : Hévin (Prudent). Dictionaire des Science Médicales, Biographie Médicale. tom 5, 183-184, 1822

（27）Littre A : Littre a vûle Rectum diviséen deux partie. Histoire de l'Academie Royale des Sciences pp.36-37, 1710

・川満富裕「人工肛門造設術とストーマ・ケアの発展」『小児看護』一七二三～一七二九頁、一九九四。

（28）Sabatier RB : De la Médecine Opératoire. tome 1 : 434-436, 1796

（29）Duret P : Observation sur un enfant né sans anus, et auquel il a été fait une ouverture pour y suppléer. Recueil Périodique de la Société de Médecine de Paris 4 : 45-50, 1798

（30）Dumas C-L : Observations et réflexions sur une imperforation de l'anus. Requeil périodique de la Société de médecine de Paris. 3 : 46-57, 1797

(31) Dinnick OT : The Origins and Evolution of Colostomy. British Journal of Surgery 22:142-154, 1934 July

(32) Amussat JZ : Mémoire sur la Possibilitéd, Établir un Anus Artificiel dans la Région Lombaire sans Pénétrer dans le Péritoine. pp.84-91, 1839. この本にはすべての報告の抄録が掲載され、ピロルとデュレの報告は全文が収録されている。

(33) Mason E : Six cases of lumber colostomy. American Journal of the Medical Sciences 66 : 354-392, 1873 一八七三年までの人工肛門造設術はほとんどが消毒法を用いずに行われていたので、三二・五％というアミュサ法の死亡率は驚嘆すべき好成績だった。

(34) ケルスス著、石渡隆司・小林晶子訳『医学論』（一四）前出、一九九九。

(35) Louis A : Op. cit., Mém Acad Roy Chir 3 : 184-195, 1757

(36) Richter AG : Abhandlung von den Brüchen. p.362, 1778

(37) Cooper AP : The Anatomy and Surgical Treatment of Inguinal and Congenital Hernia. pp.33-40, 1804

・Harvey SC 著、川満富裕訳『止血法の歴史』一〇三頁、二〇一〇。イギリスの外科医ヘアは縫合糸膿瘍について「私の友人の有能な外科医が、糸を結び目の近くで切り、結び目を残すことを提案した」と述べている。

(38) Smith T : An essay on wounds of the intestine. 1805

(39) Travers B : An Inquiry into the Process of Nature in Repairing Injuries of the Intestine. 1812

(40) Dupuytren G : Lectures on Clinical Surgery Delivered in the Hotel-Dieu of Paris. Chap 53 : On artificial anus, pp.453-474, 1835. 現在エペロンの翻訳には英語の音訳スパーが用いられているが、明治時代には辨膈や辨皺と翻訳されていた［川満富裕「わが国における人工肛門の起源」日本ストーマ学会誌一九、三-一〇、二〇〇三］

(41) Lembert A : Mémoire sur l'énteroraphie avec la description d'un procédé nouveau pour pratiquer cette opération chirur-

gicale. Repertoire Général Anatomie et Physiologie Pathologiques 2 : 100-107, 1826
・Lembert A著、川満富裕・中川高行訳「腸管縫合に関する研究および外科手術を行うための新しい方法」『外科』六〇、八一五-八二二、一九九八。

(42) Makins GH : A case of artificial anus treated by resection of the small intestine with some remarks on the method and the results obtained by it. St Thomas Hospital Reports 13 : 181-209, 1884. メイキンズが集めたのは、嵌頓ヘルニアと人工肛門の症例だけで、ほかの理由による腸切除・吻合の症例はリストに含まれていない。また、エンテロトームを用いた人工肛門の閉鎖法の統計については、一八八三年にドイツの外科学教授ケルテがまとめている[Körte FEW : Ueber die Behandlung des Widernatürlichen Afters mittelst der Darmschere. Berliner klinische Wochenschrift 50 : 775-778, 51 : 793-796, 1883]。

(43) Cooper AP : Op. cit., pp.36-39, 1804

(44) Cooper AP : The Anatomy and Surgical Treatment of Crural and Umbilical Hernia. pp.29-32, 1807

(45) Dieffenbach JF : Glückliche Heilung nach Ausschneidung eines Theiles des Darmsund Netzes. Wochenschrift für die Gesammte Heilkunde 26 : 401-413, 1836

# 第六章　試験開腹術の概念

腸閉塞の開腹手術は、一六七二年に腸重積の整復手術、一七一〇年に鎖肛に人工肛門造設術が勧められた。一八世紀半ばに腸重積の開腹手術の成功例が報告されたが、後続例はなかった。確実な術前診断が求められたからである。しかし、一八世紀末から人工肛門造設術、一九世紀はじめから卵巣嚢腫の摘出術が行われるようになり、開腹手術の恐怖は和らいでいった。一八世紀の内科医は術前に診断できない病気の開腹手術を許さなかったが、一九世紀になると診断技術が進歩し、腸閉塞の診断が確立した症例に開腹手術を勧める内科医が現れるようになった。開腹手術の恐怖はいっそう和らぎ、腸閉塞の存在が確実ならば、術前診断が確立しなくても開腹手術は正当化されるという試験開腹術の考えが生まれた。しかし、開腹手術の死亡率は相変わらず高く、試験開腹術に反対する者は多かった。

本章では、腸閉塞の手術の発展が低迷し、試験開腹術の考えが生まれるまでを概観する。

## 1．腸閉塞の診断の進歩

一九世紀はじめまで、イレウスは内科的に治療すべき疾患と考えられていた。この考え方を変えたのは、いわゆるパリ臨床学派と呼ばれる医師である。パリ臨床学派はフランス革命で内科と外科が統合されて生まれた。第三章で述べたように、パリ臨床学派は固体病理説を確立し、イレウスの原因を内部絞扼や腸閉塞と呼び、手術治療の可能性を考慮するようになった。「内科医は外科医が体表でみつけたものを体内でみつけた」[1]のである。

その頃まで[2]、病気の診断は、患者の訴え、表情、行動、尿などの排泄物の検査、脈診に基づいて行われていた。他人の身体に触れることを忌避する社会慣習のため、患者の身体検査はまれにしか行われていなかった。しかし、パリ臨床学派の医師は、外科医と同じように、視診、触診、打診、聴診を行うようになった。彼らは身体検査［理学的検査］を駆使して診断の精度を高め、生前の患者の身体所見と死後の剖検所見を照らし合わせた。医史学者ゲルファンドは、理学的検査を会得した新しい医師について、次のように述べている。

コルヴィサール[3]は臨床解剖学的方法（病気概念を感覚情報の集まりにする試み）を内科の教育と研究の中心にした。コルヴィサールは診断の名人で、剖検で明らかになる解剖学的な病変を生前の身体所見から正確に予言して学生を驚かせ、胸部の打診を大々的に取り入れ、触診と直接聴診も行って教えた。技術そのものより重要だったのは、認識論的な前提を受け入れて理学的診断を可能にしたことだった。体内疾患は熟練した医師の感覚で認識できた。一八〇六年にコルヴィサールは著書『心臓および大血管の病気ならびに器質的障害についての論文』でいろいろな心臓疾患に関する理学診断と病理解剖を書いている。彼の弟子のベイルとラエネックはこれらの方法を発展させてほかの臓器と疾患の研究に応用し、とくに肺と結核を研究した。また、コルヴィサールは外科医のデュピュイトランも啓発し、デュピュイトランは一九世紀はじめのすぐれた病理解剖医になった。

コルヴィサールの門下からは多くの名医が生まれた。その一人のラエネックは聴診器を発明し、一八二六年に著書『聴診論』第二版で[4]「一言で言えば、私は内臓病変の診断について外科疾患と同じように考えることを試みた」と述べている。

こうして、いくつかの腸閉塞は患者が生きているうちに診断できるようになり、主治医の内科医が手術で治療できると考えれば、外科医に開腹手術を勧めるようになった。しかし、一九世紀はじめには、そのような内科医の勧めに応えられる外科医はまれだった。開腹手術はめったに行われない大胆で高度な手術だったからである。

## 2. フィリップスによる腸閉塞の集計

一九世紀になると、フランスでは病理解剖に基づいてイレウスを内部絞扼と呼び、やがて腸閉塞と呼ぶようになった。一八四八年にイギリスの外科医フィリップスは、四世紀からそれまでに報告された一六九例の腸閉塞を集めた。一六九例のうち一一六例には内科的な治療が行われ、そのうち一〇一例が死亡した［死亡率八七％］。フィリップスによると、腸閉塞の頻度は剖検一〇〇例につき一例程度だという。それほど多い病気とは考えられていなかった。[5]

一六九例の内訳は、腸重積六三例、腸疾患による腸狭窄一九例、腸外腫瘍による圧迫一六例、腸の腫瘍、糞塊、結石などによる腸閉塞一一例、その他の癒着や索状物など六〇例だった。この中には虫垂炎がない。フィリップスが意図的に除外したからである。フィリップスは「虫垂疾患も腸閉塞の症状を示すが……別途に検討すべき」なので除外したと述べている。つまり、フィリップスは機能性イレウスを除外し、機械性イレウスだけを検討したのである。

フィリップスは開腹手術が行われた例を簡単に説明しているので、これらについて調べれば、腸閉塞の手術の発展が自ずから見えてくると思う。

一六九例のうち手術が行われた症例は五三例で、そのうち二七例が成人、二六例が小児だった。五三例のうち二六例が死亡したが、成人二七例のうち一四例［五二％］、小児二六例［六例は生死の記載なし］のうち一二例［六〇％］が死亡した。

フィリップスは引用文献を記載していないので、フィリップスの説明に基づいて引用文献を検索した。成人二七例は、この文献に従って年代順に並べ替えると、**表3**のようになる。[6] 小児二六例は全例が鎖肛で、人工肛門造設術を受けたというほかに説明がないので、一八六〇年のボーデンハマー[7]

**表3　腸閉塞手術の成人例リスト**［Phillips、1848年］

| | 施行年＊（報告年） | 術者 | 年齢性別 | 疾患 | 施行術 | 生死 |
|---|---|---|---|---|---|---|
| 1. | 4c.BC（4c.AD） | Praxagoras（希） | ？　？ | イレウス | 人工肛門造設術 | 死亡 |
| 2. | 17世紀（1679年） | Unknown（伊） | ？　女性 | 腸重積 | 整復手術 | 生存 |
| 3. | 17世紀（1742年） | Unknown（蘭） | 50歳女性 | 腸重積 | 整復手術 | 生存 |
| 4. | 1776年（1839年） | Pillore（仏） | ？　男性 | 直腸閉塞 | 人工肛門造設術 | 生存 |
| 5. | 1795年（1844年） | Daguesceau**（仏） | 57歳男性 | 腹部外傷 | 人工肛門造設術 | 生存 |
| 6. | 1797年（1797年） | Fine（伊） | 63歳女性 | 直腸癌 | 人工肛門造設術 | 死亡 |
| 7. | 1811年（1844年） | Daguesceau**（仏） | 32歳男性 | 多発性痔瘻 | 人工肛門造設術 | 生存 |
| 8. | 1815年（1821年） | Freer（英） | 47歳男性 | 直腸狭窄 | 人工肛門造設術 | 死亡 |
| 9. | 1817年（1819年） | Dupuytren（仏） | 57歳男性 | 索状物 | 癒着剥離 | 死亡 |
| 10. | 1817年（1839年） | Dupuytren（仏） | ？　？ | 腹腔膿瘍 | 癒着剥離 | 死亡 |
| 11. | 1820年（1821年） | Pring（英） | 64歳女性 | 狭窄 | 人工肛門造設術 | 生存 |
| 12. | 1824年（1825年） | Martland（英） | 44歳男性 | 狭窄 | 人工肛門造設術 | 生存 |
| 13. | 1825年（1825年） | Fuchsius（獨） | 28歳男性 | 腸重積 | 整復手術 | 生存 |
| 14. | 1831年（1836年） | Wilson（米） | 20歳男性 | 腸重積 | 整復手術 | 生存 |
| 15. | 1833年（1844年） | Reybard（仏） | 28歳男性 | 結腸腫瘍 | 腸の切除吻合 | 死亡＋ |
| 16. | 1838年（1838年） | Monod（仏） | 25歳女性 | 腫瘍 | 人工肛門造設術 | 死亡 |
| 17. | 1839年（1839年） | Amussat（仏） | 48歳女性 | 直腸閉塞 | 人工肛門造設術 | 生存 |
| 18. | 1839年（1839年） | Amussat（仏） | 62歳男性 | 直腸閉塞 | 人工肛門造設術 | 生存 |
| 19. | 1839年（1839年） | Velpeau（仏） | 老齢 女性 | 癌性腹膜炎 | 人工肛門造設術 | 死亡 |
| 20. | 1841年（1841年） | Amussat（仏） | 50歳女性 | 腸閉塞 | 人工肛門造設術 | 生存 |
| 21. | 1841年（1841年） | Amussat（仏） | 60歳女性 | 直腸癌 | 人工肛門造設術 | 死亡 |
| 22. | 1843年（1845年） | Evans（英） | 23歳男性 | 結腸狭窄 | 人工肛門造設術 | 死亡 |
| 23. | 1844年（1845年） | Manlove（米） | 17歳男性 | 癒着 | 人工肛門造設術 | 生存 |
| 24. | 1844年（1844年） | Maisonneuve（仏） | ？　？ | ？ | 人工肛門造設術 | 死亡 |
| 25. | 1846年（1847年） | Hilton（英） | 20歳男性 | 小腸絞扼 | 絞扼解除 | 死亡 |
| 26. | 1847年（1848年） | Simon（英） | 26歳男性 | 小腸絞扼 | 人工肛門造設術 | 死亡 |
| 27. | 1848年（1848年） | Luke（英） | 41歳男性 | 結腸狭窄 | 人工肛門造設術 | 死亡 |

＊ 手術の施行年は、報告に記載がない場合、報告年と同じにした。

＊＊ Daguesceauの手術は、1844年にDufresse de Chassaigneが報告した。

＋フィリップスによると死亡例は14例なので、Reybardの症例は死亡と判定されることになる。しかし、死因は開腹手術ではなく手術から10カ月後の癌の再発だった。

による鎖肛の手術症例の表を参考にする（**表4**）。以下、これらの表に基づき、腸閉塞の手術の発展について検討する。

**表4　鎖肛手術例リスト**［Bodenhamer、1860年］

| 施行年（報告年） | 術者 | 日齢性別 | 生死 |
|---|---|---|---|
| 1. 1783年（1797年） | Dubois（仏） | 3日不明 | 死亡 |
| 2. 1792年（1792年） | Desault（仏） | 2日男児 | 死亡 |
| 3. 1793年（1798年） | Duret（仏） | 2日男児 | 生存 |
| 4. 1798年（1804年） | Voisin（仏） | ？　？ | 不明 |
| 5. 1800年（1804年） | Desgranges（仏） | 4歳女児 | 死亡 |
| 6. 1802年（1804年） | Voisin（仏） | 10日男児 | 死亡 |
| 7. 1809年（1835年） | Duret（仏） | 2日男児 | 死亡 |
| 8. 1813年（1814年） | Legris（仏） | ？　？ | 生存 |
| 9. 1813年（1814年） | 無名外科医（仏） | ？　？ | 死亡 |
| 10. 1813年（1814年） | 無名外科医（仏） | ？女児 | 死亡 |
| 11. 1813年（1814年） | Serrand（仏） | 3日女児 | 生存 |
| 12. 1815年（1821年） | Freer（英） | ？　？ | 生存 |
| 13. 1816年（1835年） | Miriel（仏 | 2日女児 | 生存 |
| 14. 1822年（1835年） | Miriel（仏） | 4日男児 | 生存 |
| 15. 1823年（1835年） | Miriel（仏） | 6日女児 | 死亡 |
| 16. 1826年（1826年） | Textor（仏） | ？　？ | 死亡 |
| 17. 1826年（1826年） | Schlagintweit（獨） | ？　？ | 不明 |
| 18. 1830年（1835年） | Bizet（仏） | ？男児 | 生存 |
| 19. 1830年（1835年） | Bizet（仏） | 4日　？ | 死亡 |
| 20. 1830年（1837年） | Ouvrard（仏） | 2日女児 | 死亡 |
| 21. 1835年（1835年） | Klewiz（仏） | 4日男児 | 生存 |
| 22. 1839年（1839年） | Roux（仏） | ？　？ | 死亡 |
| 23. 1846年（1846年） | Danzel（仏） | 3日　？ | 死亡 |
| 24. 1854年（1855年） | Nelaton（仏） | ？　？ | 死亡 |
| 25. 1855年（1855年） | Lenoir（仏） | 3日男児 | 死亡 |

1839年のアミュサのリストでは、21例中死亡10例、生存7例、不明4例で、1848年のフィリップスのリストでは、26例中死亡12例、生存8例、不明6例である。

フィリップスは、手術を受けた五三例のうち、小児二六例の全例と成人一九例には人工肛門造設術が行われたと判定している。残りの成人八例では、四例［症例2、3、13、14］に腸重積の整復が行われた。そのほかの四例では、二例［症例9、10］に癒着剥離、一例［症例15］にS状結腸癌の切除、一例［症例25］に絞扼解除が行われている。

### (1) 人工肛門造設術

フィリップスの判定によると、症例1つまり紀元前のプラクサゴラスの症例には人工肛門造設術が行われ、患者は死亡したことになる。症例1は人工肛門造設術以外の手術を受けた八例の中に含まれておらず、フィリップスは人工肛門造設術を受けた成人一九例のうち九例が手術に成功したと述べているが、その九例に症例1は含まれていないからである。しかし、症例1に行われた手術の結果については、報告者のアウレリアヌスの記述からは推測できないので、症例1に関するフィリップスの判定は根拠がないといえる。実際、フィリップス自身も「プラクサゴラスの助言が実行されたとは思わない」と述べている。

一八世紀の人工肛門造設術は、実施後かなり時間が経ってから報告された例が多い。鎖肛以外の腸閉塞に対する人工肛門造設術は、一八世紀にピロルやダグソーが行ったが、これらの手術が報告されたのは一九世紀半ばになってからである。すぐに報告されなかったのは、一七世紀の王令によって内科医に無許可で外科医が大手術を行うことは禁じられていたからだと思う。無許可で行われた手術は、たとえ成功しても公表されず、失敗すればなおさら内緒にされた。地方の外科医デュレは、一八世紀末に鎖肛の手術に成功したが、事前に内科医と相談していたので報告した。しかし、一八世紀末には外科医の地位が上がり、大都市パリのオテル・デュの主任外科医ドゥソーは内科医に無断で行った鎖肛の手術に失敗したが、堂々と報告した。フランス革命の後、人工肛門造設術の報告例が増えたのは、過去の王令がすべて無効になり、その手続きが省かれたからと思われる。ちなみに、イギリスでも、一八二〇年代までに外科医は手術前に内科医の許可を取らなくなり、内科医は外科疾患の治療に関わらなくなったといわれている。

一九世紀半ば以降の人工肛門造設術はアミュサ法が多く、症例17、18、20、21、22の五例にもアミュサ法が行われた。アミュサ法は開腹手術ではないので、この五例は腸閉塞の手術ではあるが、開腹手術ではないことに注意しなければならない。

## (2) 腸重積の整復手術

人工肛門造設術以外のイレウス手術の中では、腸重積の整復手術が四例ともっとも多く、すべて成功例である。そのうち二例［症例2、3］は一七世紀に行われたが、一八世紀には開腹手術への反対が強く、残りの二例［症例13、14］は百年以上後の一九世紀に行われた。一七世紀の二例については前章で説明したので、ここでは一九世紀の二例について述べる。

症例13はドイツの外科医フクシウスの報告例で、フィリップスは次のように説明している。

患者は二八歳男性で、臍の少し右下が急に激しく痛み、嘔吐が起こり、頑固な便秘になった。腹部はふくれなかったが、痛みがもっとも強いところに腫瘤が触れた。［腸重積と診断して］手術が提案され、実行された。腸重積がすぐに発見されて整復され、患者は回復した。

フクシウスは、整復するとき腸を二インチ切開し、整復後に切開を手袋縫合で閉鎖した。整復だけでなく、腸の切開の縫合にも成功していたことを見過ごしてはならない。

症例14はアメリカの外科医ウィルソンが手術した二〇歳男性の黒人奴隷で、一八三六年に医学生のトンプソンが報告した。フィリップスは次のように説明している。

ウィルソン博士の症例は黒人で、頑固な便秘と嘔吐があり、通常の腸閉塞の徴候があった。ウィルソン博士は腸重積と結論した。腹部を切開し、閉塞がみつかるまで腸を引き出した。回腸で約一インチの腸重積が見つかった。少し手こずったが整復され、患者は回復した。

前章で述べたように、一八世紀に腸重積の開腹手術が行われなかったのは、手術前に腸重積を診断できなかったからである。また、病理解剖で診断された腸重積の多くは、重積した腸が強く癒着していたので、患者の生前に診断できても整復することは難しいと考えられていたからでもある。しかし、開腹下の整復に成功した腸重積の四例は、どれも術前にどのように診断したかを説明していなかったので、これらに追随する報告はほとんどなかった。

## (3) 腸重積以外の疾患の手術

腸重積以外の四例［症例9、10、15、25］は、腸重積四例と同じように、術前診断の根拠が分からない。フィリップスはこれらをすべて死亡例と判定した。

症例9と10は重要なので、次項で詳述する。

症例15は一八四四年に王立医学会でリヨンの外科医レイバールが報告した、S状結腸癌に対する腸切除と腸吻合の症例である。フィリップスは次のように説明している。

一八三三年にレイバールは長患いの二八歳男性の診察を依頼された。六カ月前から苦痛は増大した。左下腹部に刺すような激痛があり、腹部は大きく膨満していた。慎重な診察により、左腸骨窩にリンゴ大で可動性の硬い腫瘤を発見した。膨張した結腸の輪郭がはっきり見えた。絶えず噯気があり、便量はきわめて少なく、膿血便で、回数は少なく、しぶりがあった。浣腸液はすぐにもどされた。直腸を指で調べたが、腫瘤はなかった。レイバールは腹部の腫瘤はS状結腸の癌だろうと推測した。彼は手術を勧め、患者は同意した。腸骨稜と平行に、腸骨稜から一インチ上で、長さ六インチの切開を行った。腹膜は三インチの長さに切開した。腫瘍が腸を巻き込んでいることが分かり、三インチの腸とともに切除した。腸の両端は注意深く［手袋縫合で」縫い合わせた。五日目に鼓腸が起こるまで、すべて順調に進んだが、創縁は緊張によって引き離された。ヒルと湿布を当て、苦痛は和らいだ。七日目、彼はずっとよくなったが、便通はなかった。一〇日目、浣腸後に排便した。手術から三八日後、固形食を摂取し、自然に排便し、創傷の治癒が完了した。半年後、刺すような痛みが再発して腫瘍が再発し、術後約一〇カ月で死亡した。死後の病理検査は行われなかった。

これは報告時の一一年前の症例で、レイバールは手袋縫合の利点を主張したが、剖検しなかっただけでなく、切除標本も紛失していたので、学会は報告の信憑性を疑った。そのため、レイバールは動物実験を提案し、学会幹部の立ち会いで七匹のイヌに同じ手術を行った。しかし、全例で腸吻合に失敗したため、学会はレイバールの主張を認めず、学会幹部がレイバールに代わって報告する形で、病歴、手術、実験について学会誌に掲載することだけを認めた。

症例25はロンドンの内科医バードが診断し、外科医のヒルトンに手術を依頼した。フィリップスは次のように説明している。

症例は二〇歳で、「内科外科学会紀要」に掲載された。何日も前から便通がまったくなかった。索状物による小腸の絞扼と診断され、通常の治療が失敗したので、開腹手術が行われた。閉塞部を発見し、腸を絞扼から解放した。患者は術後九時間生存した。

## （4）デュピュイトランの開腹手術

症例9と10は、実は同一の症例である。フィリップスは別個の症例として報告したが、症例10の脚注で、報告者が違うだけで症例9と同じ症例ではないかと述べている。

フィリップスは、症例9にはオテル・デュの研修医モヌリーの学位論文、症例10にはオテル・デュの前の外科医長サバティエの死後出版を引用したと思われる。この手術は術者のオテル・デュの外科医長デュピュイトランの著書『臨床外科講義』[8]第二版にも報告されているが、この本はデュピュイトランの死後に出版されたもので、報告の内容はモヌリーの学位論文とほぼ同じである。このほかにもオテル・デュの新進気鋭の内科医モンファルコン[9]が詳しく報告しており、これらを照合すると、すべて同じ症例で、一八一七年に行われた手術の報告と考えられる。

フィリップスはモヌリーの詳しい報告［症例9］を次のようにまとめた。

五七歳の男性が、三ポンドのサクランボをタネごと食べた後、夜に右腸骨窩に激しい痛みを感じ、絶え間なく嘔吐した。頑固な便秘があり、腹部はふくれ、吐物は糞便になった。手術が決定され、白線で切開された。広範囲に癒着が見られ、右腸骨窩から化膿性物質が流出した。閉塞は発見されず、患者は死亡した。死亡後の検査で、腸間膜から盲腸まで伸びる帯が原因で、回腸の一部が通過して絞扼されていることが判明した。

サバティエの報告［症例10］は短いので、フィリップスはほぼそのまま引用した。

レカミエの症例には通常の腸閉塞の徴候がすべてあった。最大の痛みは右腸骨窩にあった。手術が決定され、デュピュイトランに依頼された。彼は腹壁の切開は右側で行うべきだと考えたが、レカミエは左側で切開すべきだと主張した。主治医に従って手術が行われた。閉塞部を探し、手を右腸骨窩に向かって入れたとき、癒着が広範囲にあり、膿が噴出した。手術は中止され、腸閉塞は見つからなかった。傷は閉じられ、患者は死亡した。死後の検査で、腸間膜から盲腸まで伸びる帯の周りで小腸の一部がねじれているのが見つかった。

レカミエが左腹部の切開を主張したというのは誤りで、実際は正中切開を勧めた。レカミエはオテル・デュの内科医だが、手術する産婦人科医としても有名だった。

その後、このデュピュイトランの開腹手術は、フランスの外科医が腸閉塞の開腹手術を忌避する大きな要因になった。しかし、右下腹部に腸閉塞があると診断しただけで、腸閉塞の原因を確定できないまま行われたので、後述するように、試験開腹術という概念の発端にもなった。

### (5) フィリップスの結論

以上の集計結果に基づき、フィリップスは次のように述べている。

以前はヒトの腹部を開くことを恐怖が思いとどまらせていたとしても、今やその恐怖はほとんど残っていない。卵巣腫瘍や嚢胞を摘出する目的で腹部を大きく切開できたことは、そのような切開が以前の考えよりはるかに危険性が低いという印象を広めた。……私の考えでは、機械的な腸閉塞を内科的に治療した患者の多く、つまり九例中七例［八例の誤り］が死亡し、開腹手術を受けた成人二七例のうち一三例が救命されていることを考えれば、現在の診断精度は不完全な状態にあるとしても、腸閉塞の原因について納得できれば、救命率が改善した開腹手術を行うことは正当化されると思う。

フィリップスは、診断が確定しなくても、腸閉塞があることが確実ならば、開腹することは正当化できると主張した。開腹すれば診断を確定すると同時に治療することができると考えたからである。現在、このような手術は「試験開腹術」と呼ばれている。フィリップスは試験開腹術という言葉は用いていないが、[10]この頃からこのような手術は腹部の exploratory operation や exploratory incision などと呼ばれていた。

一八四六年暮れに、イギリスにはエーテル麻酔がもたらされ、開腹手術に対する恐怖はいっそう小さくなっていた。一八世紀には術前診断の確かな症例の開腹手術が議論されていたが、一九世紀には術前診断が不確かな症例の試験開腹術の是非が問題になった。しかし、当時の開腹手術は死亡率が依然として高かったので、試験開腹術という考えには強い反発があった。

## 3．試験開腹術という概念の起源

一九世紀前半では、試験開腹術に関する議論はおもにフランスで重ねられた。

一八一七年にオテル・デュの若い内科医モンファルコンは、デュピュイトランの開腹手術を見学した後に詳しく報告し、「何もしないより怪しい治療のほうがましだという有名な格言［ケルススの教え］はもう何千回も悪用されてきた」と述べ、イレウスの開腹手術に強く反対した。翌年にもモンファルコンは、当時権威のあった『医科学事典』で「イレウス」の項目を担当し、同じ主張を繰り返した。モンファルコンはイレウスを内部絞扼や腸閉塞とも呼び、その治療として昔ながらの催吐剤、タバコ注腸、水銀の内服などを勧めた。

一八一九年にオテル・デュの研修医モヌリーは、デュピュイトランの開腹手術を見学した後、モンファルコンとはまったく逆に、内部絞扼の開腹手術をもっと積極的に行うべきだと主張し、次のように提案した。

> [11]開腹手術が適応となる例では、炎症が大きくなる前に手術し、狭窄部にできるだけ近い場所で開腹する必要がある。狭窄部を見つけられなかったり、狭窄部が外に引き出せないようなものだった場合、狭窄部より上の腸を開き、腸間膜に通した糸でそれを外に固定することにより、人工肛門を造設することが適切ではないだろうか。

モヌリーは早期に開腹して内部絞扼の原因を確かめること、必要なら小腸に人工肛門をつくることをはじめて提案した。これは試験開腹術の提案に等しいが、支持者は少なくなかった。開腹手術に対する恐怖が薄れていたからだろう。実際、前章で述べたように、開腹手術の安全性は一八二三年にイギリスの産科医ジェイムス・ブランデルが動物実験で証明した。[12]

しかし、多くの外科医は慎重だった。たとえば、一八二七年にイギリスの外科医アストン・キーは、アストリー・クーパーの『ヘルニア論』の第二版を編集し、その最終章「腹腔内の腸管絞扼」の脚注で次のように述べている。[13]

機械的閉塞の存在は症例の経過と症状から正しく推測できるかもしれないが、腸閉塞の正確な原因を確認することは決して容易ではない。最初の困難は、腸の異常のさまざまな原因を区別することである。腸重積、腸壁の病気による大腸の狭窄、蠕動運動を妨げる腸の癒着、癒着した索状物による狭窄、腸間膜や結腸間膜の開口部を通る腸の絞扼などがある。原因は違っても同じように糞詰まりと炎症を起こし、一連の症状はいくつかの例外を除いてわずかな違いしかないため、診断は推測にすぎない。……腹部を開けば、腸閉塞の原因が明らかになり、救済が与えられる可能性は大きい。狭窄を起こした索状物を除去し、腸重積を整復し、腸の癒着を剥離し、口側の腸の拡張を解除できる。しかし、開腹手術が行われるのは、ほかの治療法が失敗し、症状からは有望にみえるが成功の可能性はほとんどないという例にだけで、最後の手段としてのみ行われることに注意すべきである。この進行した時期には、腹膜炎が起こり、癒着は剥離できなくなり、壊疽が修復される機会はまったくない。したがって、ほとんどの場合、腸閉塞の原因は取り除かれても、その影響は継続し、結局は死亡する。

このように、術前診断の確立にこだわり、開腹手術の好機を逸する外科医は多かった。しかし、フランスでは二人の外科医がモヌリーの勧めに応じて手術を行った。ひとりは一八三八年に手術したコシャン病院の外科医モノーで、もうひとりは一八三九年末か一八四〇年初頭に手術した聖ルイ病院の外科医ネラトンだった。二人とも病変の近くで腹部を小さく切開し、傷口にすぐに現れる拡張した小腸を引き出して人工肛門をつくった。つまり、腸閉塞の原因を調べることはせず、拡張した腸の減圧だけを目的とする人工肛門造設術を行った。[14] [15]

モノーの手術については、フィリップスが次のように説明している。

モノーの症例は二五歳の女性だった。治療を受ける少し前から、回盲部の痛みを患っていた。便秘と右腸骨窩の近くの痛みがあり、そこに大きな硬い腫瘤が発見された。しばらくすると嘔吐が起こった。吐物はすぐに糞便の特徴を獲得し、ほかの症状も非常に緊迫した。開腹手術が決定され、腫瘤を触れたところで切開を行った。膨張した腸がすぐに現れた。それを切開し、人工肛門を造設したが、それ以上の腸閉塞の探索は行われなかった。患者は死亡した。死後の検査で、細いカテーテルがほとんど通らないほど、盲腸が強く狭窄していることが判明した。切開された腸は回腸だった。

ネラトンの症例はフィリップスの統計に入っていない。ネラトンの患者も死亡したが、ネラトンは懲りることなく同じ手術を繰り返した。[16]一八四五年と一八五七年の二例も死亡したが、一八四九年と一八五二年の二例で成功した。これはイレオストミーつまり意図的に回腸に人工肛門をつくる手術の最初の成功例である。一八四六年に麻酔法が開発されると、卵巣摘出術などの開腹手術に挑む外科医は増えていった。

しかし、腸閉塞の開腹手術に対する反対は依然として強かった。とくにフランスでは卵巣摘出術にさえ反対が強く、一九世紀後半における腸閉塞の手術に関する議論の舞台は、卵巣摘出術がいち早く確立したイギリスに移っていった。

## 4. 腸閉塞の開腹手術に対する反対

一八五二年にロンドンの内科医エドワーズ・クリスプは、「腸閉塞の原因、診断、治療」という論文で王立外科医師会のジャクソン賞を授与された。ちなみに、クリスプは一八四五年にもジャクソン賞を獲得し、アストリー・クーパー賞も二回、ロンドン医学会のフォザギル賞を一回受賞している。「腸閉塞」の受賞論文を読むことはできなかったが、クリスプは『ランセット』誌に寄稿した論文「腸閉塞について」で要旨を述べている。

クリスプ[17]は腸閉塞の開腹手術が反対される理由を下記の六つにまとめ、それぞれに反論し、症例を選択して早期に行えば、開腹手術は成功する可能性が高いと結論した。

①「現在まで開腹手術の成功例はない」という意見に対し、人工肛門造設術や腸重積の整復手術に成功例がまれではないことを指摘した。
②「腹膜炎の危険がある」という意見に対し、卵巣摘出術のように大きく開腹する手術の成功例や大きな傷の腹部外傷の回復例が少なくないことを指摘した。
③「絶望的な例でも自然に治癒することがある」という意見に対し、開腹手術の成功率は自然治癒の発生率に劣らないと反論した。
④「腸閉塞の位置や原因の確認は難しい」という意見に対し、病歴と診察から手がかりが得られることは多いと反論した。
⑤「腹膜炎の有無と程度の確認は難しい」という意見に対し、汎発性腹膜炎は後期まで発生しないし、発生しない例もあると指摘した。
⑥「開腹しても腸閉塞がみつからないことがある」という意見に対し、大きな正中切開で開腹すれば腸閉塞は発見できると主張した。

しかし、クリスプのような考えはまだ少数派で、多くの医師や外科医は腸閉塞の開腹手術に反対した。

### (1) ハッチンソンの反対

この頃から abdominal exploration という英語が開腹して腸閉塞の原因を調べる「試験開腹術」という意味に使われるようになった。その根底にはモヌリーと同じ考えがある。つまり、早期に開腹手術を行って腸閉塞の原因を確定したら、すぐに人工肛門造設術などの治療に移行するという考えである。しかし、この英語はもともと腹部の診察を意味していたので、[18] 一八五八年にイギリスの外科医ジョナサン・ハッチンソンは「abdominal exploration という英語にそれほど緊迫感はないが、開腹手術であることに変わりはない」と警告した。また、今までにイギリスでは腸閉塞の開腹手術で数例の成功が報告されているが、「過去六年間にロンドンのさまざまな病院で私自身が目撃した四、五例はすべて死亡して」おり、これらの「非公開の死亡例を考慮すると、おそらく五〇例以上の死亡例がある」と述べ、腸閉塞の試験開腹術に強く反対した。一八四六年に麻酔法が発見されて以来、試験開腹術が安易に行われるようになったと考えたからだろう。ハッチンソンは自然治癒を期待したほうがよいと考え、次のように述べている。

一般に、干渉しないことには、行動することよりははるかに多くの責任が伴う。しかし、確率の計算が療治に反することが分かれば、事態は逆になる。それが原因不明の腸閉塞に対する開腹手術［試験開腹術］の立場だと私は確信している。こうした症例を日々診療し、内科療法をやり尽くし、身もだえして苦しみ続けて安まらない患者の病床に立ちつくす外科医には、これまで同じ立場にあった人なら誰でも簡単に共感できる。腸閉塞はみな単なる機械的病変が原因で、病変に到達さえすれば、メスで触れるだけで、通常のヘルニアと同じくらい効果的に治療できると考え、手術したいという誘惑にかられるに違いない。……しかし、この誘惑には抵抗するべきであり、干渉しないことが外科医の義務だというのが私の確固たる信念である。

ハッチンソンは腸閉塞に自然治癒は少なくないと主張し、八通りの可能性を挙げた。すなわち、①索状物による絞扼の自然解除、②腸重積の嵌入腸管の壊死脱落、③腸重積の自然整復、④閉塞部位の上下の腸が癒着して穿通する、⑤嵌頓した糞石や胆石の自然溶解、⑥腸捻転の自然解除、⑦癌性狭窄の潰瘍形成、⑧腸を圧迫する腫瘍の移動や縮小である。

自然治癒を待つ間、ハッチンソンは腹部按摩 abdominal taxis と名付けた一連の治療、つまり全身麻酔下の患者を逆さにして全身を揺さぶったり、腹部をもんだりし、直腸から弾力性チューブの挿入、空気や液体の大量注腸などの物理的な治療を行うことを勧めた。

ハッチンソンはすべての開腹手術に反対したわけではなく、術前診断が確立していない開腹手術つまり試験開腹術に反対しただけである。それゆえ、術前診断が明確な人工肛門造設術、帝王切開術、卵巣摘出術には反対せず、腸重積の整復手術も術前診断が確かなら容認した。しかし、多くの腸閉塞では、患者が生きている間に原因を診断することはほぼ不可能だったので、ハッチンソンは腸閉塞の開腹手術には反対したのも同然だった。

### (2) ブリントンの反対

一八五九年に聖トマス病院の内科医ウィリアム・ブリントンは、『ランセット』誌に腸閉塞に関する論文[19]を六回にわたって連載した。ブリントンは、腸閉塞の剖検六〇〇例を分析したところ、四三％が腸重積、三一・五％が索状物、一七・五％が狭窄、八％が捻転だったと報告し、次のように述べて腸重積の保存治療を勧めた。

「腸閉塞の開腹手術は正当化できるのか」というよくある質問には、断固とした否定で答えられなければならないと思う。……腸重積による閉塞では、手術について議論する必要はないと思われる。私の集めた情報が正しければ、一般に腸重積の症例の三〇％か四〇％以上が、腸重積の嵌入部分が壊死脱落することによって患者の回復を可能にする変化を受けており、実際にこの変化は多くの例で達成されている。

ブリントンの意見は広く支持され、この論文は一八六七年に本として出版された。

（1） Temkin O : The role of surgery in the rise of modern medical thought. Bull Hist Med 25 : 248-259, 1951
内科医が体内で見つけたものは、体内の創傷つまり病変といえる［70頁参照］。

（2） Nicolson M : Giovanni Battista Morgagnj and 18th-century physical examination. In Lawrence C ed. : Medical Theory, Surgical Practice. pp.101-134, 1992.

（3） Gelfand T : Professionalizing Modern Medicine. p.187, 1980

（4） Temkin O : Op. cit., Bull Hist Med 25 : 248-259, 1951

（5） Phillips B : Obsevations on intestinal obstructions, depending on internal causes, and on the means to be employed for their relief. Medico-Chirurgical Transactions 31 : 1-35, 1848
腸閉塞 intestinal obstruction という病名は、この論文によって広められたと思われる。それまでは、内部絞扼や腸の閉塞 obstruction of the bowel というような表現が一般的だった。

（6） 推定した引用文献［番号は表1の症例番号］

① Aurelianus C : On Acute Diseases and on Chronic Diseases. p.391

② Bonet T : Sepulchretum sive anatomica practica. Lib 3, Sec 14, Obs.20, p.226-229, 1700

③ Velse CH : De Motuo Intestinorum Ingressu. In Haller's Disputationum Anatomicarum Selectarum 7 : 99-157, 1751

④ Amussat JZ : Mémoire sur la Possibilitéd, Établir un Anus Artificiel. p.84, 1839

⑤ Dufresne : Artificial anus. Medical Times 10 : 446, 1844

⑥ Amussat JZ : Op. cit., p.108, 1839

⑦ Dufresne : Artificial anus. Medical Times 10 : 446, 1844

⑧ Pring D : Medical and Physical Journal 45 : 1-15, 1821
⑨ Maunoury LJ : Considérations sur L'Ètranglement Interne du Canal Intestinal. pp.52-57, 1819
⑩ Sabatier RB : De la Médecine Opératoire. tome 3 : 479-481, 1824
⑪ Pring D : Medical and Physical Journal 45 : 1-15, 1821
⑫ Martland R : Edinburgh Medical and Chirurgical Journal 24 : 271-276, 1825
⑬ Fuchsius : Hufeland's Journal der practischen Heilkunde 60 : 42-64, 1825
⑭ Thompson WW : American Journal of the Medical Sciences 18 : 262-263, 1836
⑮ Reybard JF : Bulletin de l'Academie Médecine Royale 9 : 1031-1043, 1844
⑯ Ducros : Archives Générales de Médecine 3 serie tome 2 : 455-464, 1838
⑰ Amussat JZ : Op. cit., p.34, 1839
⑱ Amussat JZ : Op. cit., p.52, 1839
⑲ Amussat JZ : Op. cit., p.161, 1839
⑳ Amussat JZ : Deuxiéme Mémoire sur la Possibilitéd, Ètablir un Anus Artificiel. p.2, 1841
㉑ Amussat JZ : ditto, p.24, 1841
㉒ Evans S : Medico-Chirurgical Transactions 28 : 95-111, 1845
㉓ Manlove IE : Boston Medical and Surgical Journal 31 : 492-495, 1845
㉔ Maisonneuve 出典不明。 cf. Archives Générales des Médecine 6:174-179, 1844
㉕ Bird G & Hilton J : Medico-Chirurgical Transactions 30 : 51-67, 1847
㉖ Phillips B : Medico-Chirurgical Transactions 31 : 1-35, 1848

㉗ Phillips B : ditto, 1848

(7) Bodenhamer W : A Practical Treatise on the Ætiology, Pathology, and Treatment of the Congenital Malformations of the Rectum and Anus. p.322, 1860

(8) Dupuytren G : Leçons Orales de Clinique Chirurgicale. tome 3 : 649-663, 1839

Sabatier RB : De la Médecine Opératoire. Nouv. éd. 2nd, pp.503-504, 1832

(9) Monfalcon JB : Histoire d'une opération de Gastrotomie, etc. Journal Général de Médecine de Chirurgie et Pharmacie 61 : 169-194, 1817. モンファルコンは外科医［デュピュイトラン］の名前を伏して報告した。また、この症例は英米で繰り返し報告された。Med Chir Rev 1 : 255-8, 1818 ; Lancet i : 805-6, 1830 ; North American Journal of Homeopathy 9 : 341-4, 1861 など。

(10) Medico-Chirurgical Review 48 : 330, 532, 1846 April. London Medical Gazette 3 : 1075, 1846 Dec

(11) Maunoury LJ : Considérations sur l'étranglement interne du canal intestinal. p.66, 1819

(12) Blundell J : Op cit, 1823.

(13) Cooper AP : The Anatomy and Surgical Treatment of Abdominal Hernia. 2nd ed., 2nd part p.77, 1827［American edition. p.359-360, 1844］

(14) Ducros : Observation d'iléus et de gastrotomie (recueillie a l'Hopital Cochin, dans le service de M Briquet), suivie de considérations sur l'operations dans cette malade. Archives Générales de Médecine 3 serie tome 2 : 455-464, 1838

一八三六年にデツァイメリは、エヴァンが実は開腹手術を推奨していたことを明らかにした[第五章注24]。このことはモノーやネラトンを鼓舞したものと思われる。

(15) Nelaton A : Une observation de rétrécissement et d'oblitération du colon ascendent : opération de l'entérotomie suivie de mort : deux autres observations d'entérotomie suivie de de guérison. Union médicale 11 : 363-364, 371-373, 379- 380, 1857

(16) Nelaton A : Exposé des titres et des travaux scientifiques de M.A. Nélaton. pp.16-17, 1867

(17) Crisp E : On intestinal obstructions. Lancet i : 557-560, 1847 May

(18) Hutchinson J : On intestinal obstructions, gastrotomy, and abdominal taxis. Medical Times and Gazette 37 : 345-348, 1858 April 3. 当時 Abdominal exploration や exploration of the abdomen という英語は腹部の理学検査を意味していた[Cyclopaedia of Practical Medicine. vol 1, 1832]。

(19) Brinton W : Intestinal obstruction. Lancet i : 431-434, 453-455, 475-479, 501-504, 527-530, 551-553, 1859

・Brinton W : Intestinal obstruction. 1867

# 第七章　開腹手術の発展――腹部外科の誕生

麻酔法の開発後、開腹手術に挑む外科医が増えはじめた。また、腸閉塞の存在が確実ならば、術前診断が不十分でも開腹してみるという試験開腹術の考えが広がりはじめていた。しかし、開腹手術の死亡率は依然として高かった。四肢切断術などの大手術による死因は手術創の化膿であることが明らかにされ、開腹手術による死因も手術創や腹膜の化膿と考えられた。一八六七年に開発された消毒法により、化膿を抑えられることが明らかになった。一八八〇年代に消毒法が普及すると、開腹手術は安全に行われるようになり、腹部外科という専門分野が生まれた。それとともに、いくつかの腹部疾患にはできるだけ早く手術することの必要性が理解され、試験開腹術は早期手術として正当化されるようになり、試験開腹術に関する議論は消滅した。

本章では、腸閉塞の手術が発展し、腹部外科という新しい外科領域が生まれ、急性腹症という概念が誕生するまでを概観する。

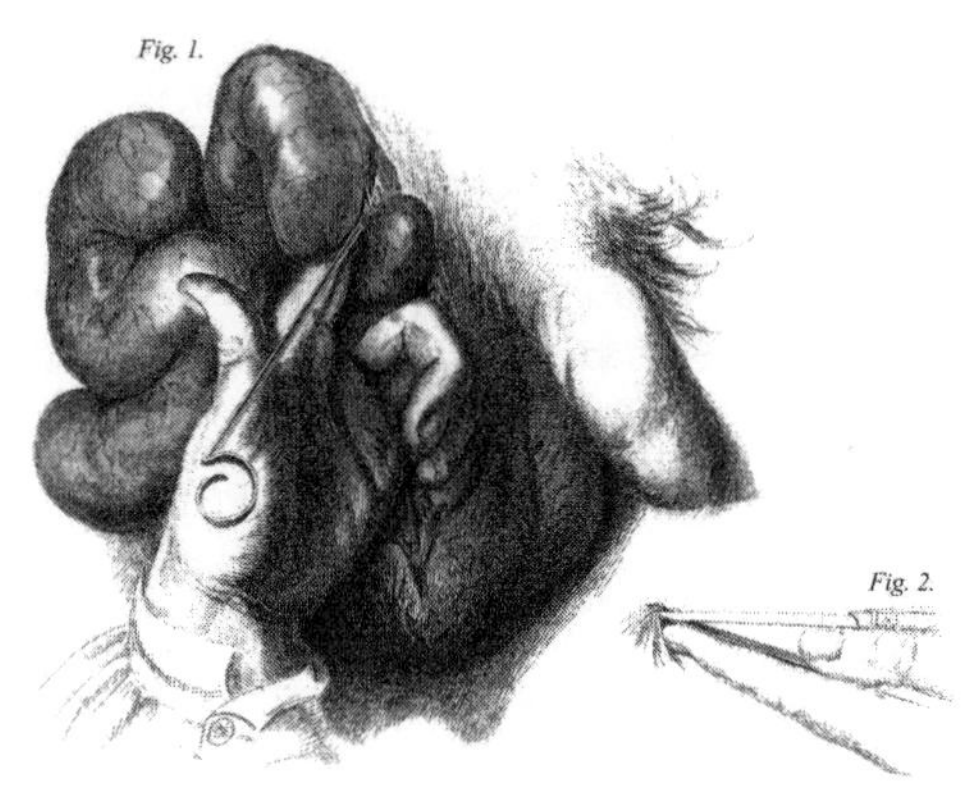


**図８　嵌頓した陰嚢ヘルニアの手術**

Fig 1：当時は、多くの拡張した腸が術野に出ている中で手術しなければならなかった。まず、ヘルニア嚢の狭窄部に入れた示指をガイドにして有溝プローブを挿入する。Fig 2：次に、プローブの溝に沿ってビストリーを挿入し、狭窄部を切開する。

出典：Bell C：Illustrations of the Great Operations of Surgery. p.29, 1821

## 1．一九世紀半ばにおける腸閉塞の手術の発展

第四章で述べたように、開腹手術への反対はあっても、一九世紀には帝王切開術や卵巣摘出術がヨーロッパ中で行われていた。腸閉塞に対する人工肛門造設術は、開腹しないアミュサ法が広く行われたが、鎖肛や直腸狭窄以外の原因が分からない腸閉塞にも行われていた。フランスでは開腹しても腸閉塞の原因を調べずに小腸に人工肛門をつくる手術も行われた。一八六七年にネラトンはこの手術を九例に行って四例が回復したと報告し、自分以外にもヴェルポーやドルボーが成功していると述べている。しかし、フランスでは開腹手術に対する反対が根強く、一九世紀半ばには、腸閉塞の手術の開発はおもにイギリスで進められた（図８）。

一八七二年にフランスの医師ドゥラポルトは次のように述べている。

古代の外科医が考えた開腹手術は、一六世紀から一七世紀にかけて多くの外科医に受け入れられ、実践されて成功さえしたが、一八世紀にエヴァンの論文と王立外科アカデミーに非難され、ほとんど放棄された。その後、この手術は弁護されたが、デュピュイトランによる不運な試みにより、今世紀初頭にほとんどの外科医はこの手術を再び拒否した。一八五二年の時点でも医学アカデミーはそのような手術の是非について議論することすら望まなかった。しかし、この頃にイギリスの外科医たちは卵巣摘出術の好成績に鼓舞され、論文や実際に手術することにより、開腹手術を復活させようと試みた。[1]

### (1) イギリスにおける腸閉塞の手術の発展

イギリスでは、麻酔法が開発された後、帝王切開や卵巣摘出術の症例は大陸と同じように増えたが、腸閉塞に対する開腹下の人工肛門造設術［リトレ法とネラトン法］は途絶えていた。しかし、腸閉塞の開腹手術に肯定的な意見も絶えることはなかった。一八六九年にガイ病院の外科医ヒルトン・ファッジは次のように述べ、腸重積の手術整復を勧めた。

［腸閉塞の］試験開腹術は、外科医の間で大胆な熱意をもって以前から注目されているが、容認できる外科手術として定着したとはまだ言えない。……しかし、回盲部の腸重積では「壊死脱落」は比較的まれで、発生しても、死亡を完全に阻止するのではなく、先延ばしにするだけの[2]

ことが多い。患者は病気の座に形成された瘢痕の狭窄のため数カ月後に死亡する。このことは、回盲部の腸重積が早期に正しく診断され、空気注腸が病気を克服できなかった場合、試験開腹して腸重積を引きもどす試みを支持する議論が起こるように思われる。

また、一八四八年のフィリップスの論文が再び注目され、一八七一年にこの論文に啓発された腸閉塞の開腹手術の二例が相次いで報告された。一例はエディンバラの外科医アナンデール[3]が五五歳の男性に行った開腹手術で、索状物を切離して小腸の絞扼を解除した。残念ながら、患者は翌日死亡した。もう一例はグラスゴーの外科医ブキャナン[4]が二九歳の女性に行った開腹手術で、小腸の癒着を剥離しただけだったが、患者は治癒した。ちなみに、ブキャナンは一八六九年にグラスゴーで最初の卵巣摘出術を行ったことでも知られている。

## (2) ハッチンソンによる腸重積の手術整復

しかし、アナンデールやブキャナンの報告が議論を呼ぶことはなかった。イギリスで腸閉塞の手術について大きな議論を巻き起こしたのは、ロンドンのハッチンソンが二歳女児で成功した腸重積の手術整復である。この手術は一八七一年に行われ、一八七二年四月に第一回ドイツ外科学会で報告された。イギリスでは手術から二年後の一八七三年一一月一一日にロンドン王立内科外科学会で報告された。ハッチンソンが最初の報告をなぜ母国ではなく外国でしたのかは分からない。ロンドンではこの手術は噂になっていたと思われるが、ハッチンソンが開腹手術に反対する急先鋒のひとりとみなされていたことが関係あるのかもしれない。

いずれにせよ、ハッチンソンの報告は大事件だった。当時の一般的な見解は、腸重積に開腹手術を行うべきではないというものだったからである。それまでのイギリスでは、腸重積にはおもに内科的な治療が行われ、開腹手術の成功例はまったく報告がなかった。ハッチンソンの報告例は、世界的にもヌック、フクシウス、ウィルソンに次ぐ史上四番目の成功で、小児では最初の成功例だった。ハッチンソンは次のように報告している。

患者[5]は二歳の小児だった。腸重積は盲腸ではじまり、飜転した回盲弁の先端が肛門から数センチ出るほど長かった。この状態になるまで一カ月が経過していた。患児は最近まで直腸脱として治療され、コルク・パッドで腸管をその場にとどめる試みが施された。患児はひどく具合が悪かった。ハッチンソンは注腸などで腸を押しもどそうとしたが効果はなかった。同様な例を数例経験していたので、手術を決意した。患児をクロロフォルムで麻酔し、臍下の正中切開で開腹した。腸重積はすぐにみつかり、簡単に整復できた。手術後の治療は、軽いアヘンを少量投与しただけで、患児は速やかに回復した。

ハッチンソンは手術する前に、嵌入腸管が肛門から突き出ていたので、腸重積という診断を確定することができた。ハッチンソンはこの腸重積が開腹して整復できることを証明しただけで、すべての腸重積に開腹手術をすべきだと主張したわけではなかった。しかし、この報告は聴衆を驚かせた。一カ月も続いた腸重積が発症直後と同じくらい簡単に整復されたからである。このことは発症から長い腸重積でも手術で治せる希望を抱かせた。

ハッチンソンの報告には、それまでの腸重積の開腹手術の報告と決定的に違う点があった。それはハッチンソンには追随者がいたということである。この頃には、患者が生きているうちに腸重積という診断をかなり確実に下せるようになり、この診断を確かめて腸重積の整復に移行できる試験開腹術が議論されるようになったからである。

一八七五年一二月一四日のロンドン王立内科外科学会では、三例の腸重積の開腹手術が報告された[6]。第一例は聖バーソロミュー病院の外科医マーシュの症例で、生後七カ月の男児だった。第二例はガイ病院の外科医ファッジとハウズの症例で、三三歳の女性だった。第三例はハッチンソンの症例で、生後六カ月の乳児だった。ハッチンソンの症例は残念ながら死亡したが、ほかの二例ではいずれも手術に成功した。

## 2．腸閉塞の集計

一九世紀半ばの欧米では、腸重積だけではなく、あらゆる腸閉塞の開腹手術が議論されていた。一八四八年のフィリップスの論文から一八七三年にハッチンソンが腸重積の手術の成功を報告するまでの二五年間に、腸閉塞の手術の報告が何度も集計された。一八五三年のイギリスのヒントン、[7]一八六三年のドイツのアデルマン、[7]一八七二年のフランスのドゥラポルト、[7]一八七三年のアメリカのウィットールの報告が代表的である。ハッチンソンの報告の直後には、[7]一八七四年にアメリカのアシュハースト、[7]一八七六年にドイツのライヒテンシュテルンが集計した。[7]

アシュハーストはハッチンソンの報告に啓発され、一八七三年までに行われた腸閉塞の開腹手術［人工肛門造設術を除く］七〇例を収集した。一八四八年にフィリップスが収集できたのは八例だけだったことを考えると、腸閉塞の手術つまり試験開腹術がかなり受け入れられるようになったことが分かる。アシュハーストの七〇例のうち、腸重積は一三例で、ボネーとヴェルス以外の一一例は一九世紀に報告されていた。この一一例のうち手術による死亡は八例で、手術死亡率は七三％だった。また、腸重積以外の腸閉塞の開腹手術は五七例で、手術死は三九例［六八％］だった。これらに基づき、アシュハーストは次のように結論した。

①過去の経験から一歳以下の乳児の腸重積に手術治療は勧められない。

②腸重積の症状とくに下血があれば、腸重積が進行しているので、手術は勧められない。この状況では、手術しても確実に失敗するが、嵌入腸管が壊死脱落して自然に治る望みがある。

③しかし、例外がある。壊死脱落で自然治癒する見込みがなく、非観血的治療では治らず、患者が衰弱したり長患いする危険があるときは例外である。このような状況では、患者の年齢と

全身状態が許せば、手術治療を考慮してもよい。
④手術すると決まれば、人工肛門造設術より試験開腹術が好ましい。人工肛門造設術は先天性の腸閉塞と慢性腸閉塞に適しているが、腸重積などの急性腸閉塞には不適当である。
⑤腸重積以外の原因による急性腸閉塞では、ほかの治療が三、四日のうちに効果がなければ、試験開腹術が躊躇なく勧められる。この状況では、手術が成功する見込みは確かにある。

この引用文にある「試験開腹術」の原語はlaparotomyである。この英語は、現在「開腹手術」と翻訳されているが、アシュハーストによると「試験開腹術」の意味がある。当時、「開腹手術」の意味にはgastrotomyという英語、「試験開腹術」の意味にはexploratory operation (of the abdomen)やabdominal explorationという英語が用いられていた。しかし、このアシュハーストの論文以来、gastrotomyは「胃切開術」、laparotomyは「開腹手術」という意味に用いられ、「試験開腹術」にはexploratory laparotomyという英語が用いられるようになった。

一八七六年にドイツの内科医ライヒテンシュテルンは、腸閉塞の剖検報告一五四一例を集め、そのうち腸閉塞の開腹手術七九例について、次のように述べた。

［今までの］統計学的な検討によると、開腹手術の成功はそれほど珍しいことではないといわれている。しかし、報告される例には成功例が多いが、それが考慮されているとは限らない。腸

閉塞の開腹手術の死亡率は、アデルマンによれば五四%、ドゥラポルトによれば四三%である。しかし、症例数の多い私の統計によれば、死亡率は七九例中五五例（七〇%）である。……急性腸重積では、ほかの手段で治癒する可能性が非常に高いため、外科医が開腹手術を行うことを決定することはめったにない。

ライヒテンシュテルンは、腸重積では嵌入腸管の壊死脱落によって自然治癒する可能性が大きいと考え、腸重積の開腹手術には反対した。

### 3．試験開腹術に関する論争

ハッチンソン[8]の報告以来、イギリス医学会では腸閉塞の治療が何度も議論された。とくに、一八七八年にバース、一八八三年にリヴァプール、一八九三年にニューカッスル・アポン・タインにおける全国集会では、外科セッションで議論が行われた。これらのセッションでは、腸閉塞の鑑別診断や内科治療についても議論されたが、おもに手術治療とくに試験開腹術の是非が議論の中心だった。当時すでにリスターの消毒法は知られていたが、一八八〇年代はじめまで腸閉塞の手術に消毒法を用いたという報告はない。それゆえ、開腹手術の成績は芳しくなかった。

一八七八年のバースの集会では、腸閉塞に非手術的な治療が推奨されていることが明らかになった。外科セッションで基調講演を行ったハッチンソンは、「診断が不確実な場合、手術の危険性が大きく低下するまで、試験開腹術には反対する」と述べ、「腹部按摩［181頁参照］を繰り返すか、自然治癒の可能性を信じるほうがよい」と述べた。しかし、腸閉塞の患者が外科医に送られてきたときには、腹部按摩の効果を期待するには遅すぎることが多いと嘆き、「機械的閉塞の症例は外科的であり、内科的な症例ではない」と主張した。

バース[9]の外科セッションで副座長をしていたリーズ病院の内科医オルバットは、同僚の外科医ティールの試験開腹術に積極的な考えを知っていたが、それをうまく伝えられなかった。オルバットはイギリス医学会のヨークシャー支部会長でもあったので、同じ年の一一月の支部会でティールに基調講演を依頼し、腸閉塞に関する議論の場を設けた。ティールは、開腹するだけなら危険とは限らない、開腹しなければ原因も救済法も分からないので患者は確実に死亡する、という二つの主張を根拠として、腸閉塞の試験開腹術を正当化した。しかし、このときティールは自分が行った六例の試験開腹術を報告したが、そのうち成功したのは一例だけだった。

ティールはハッチンソンの考えに強く反対したが、当時の議論の趨勢は試験開腹術に否定的だった。たとえば、一八八三年のリヴァプールの集会では、リヴァプールの外科医パーカーが基調講演を行い、腸閉塞の内科治療について長々と論じた。

一八八四年[10]のリヴァプール医療学会では、内科医のグリーヴスが試験開腹術の成功例を報告したが、大多数が腸閉塞の試験開腹術に反対し、とくに外科医のヒュー・オーウェン・トーマスは「これらの腸閉塞は内科領域に属し、外科医は補助にすぎない。手術が考慮されるのは内科医の治療がまったく無効なときだ」と述べた。トーマスはイギリス整形外科の父といわれるほど影響力があったので、[11]アメリカの医学史家ワンゲンスティーンはイギリスにおける腸閉塞の早期治療はトーマスによって大きく後退させられたと述べている。

このように、試験開腹術に関する議論は果てしなく続くように思われたが、一八六七年に開発された消毒法が普及するとともに、多くの開腹手術が安全に行われるようになり、議論に結論が下されないまま、試験開腹術への反対は下火になっていった。

## 4. 清潔と湯冷まし一派

消毒法はあらゆる手術に用いられ、開腹手術にも利用されるようになった。

とくに、消毒法を早々と認めたドイツ語圏では、[12]野心的な新しい開腹手術が行われた。ハレのフォルクマンはいち早く消毒法を採用し、一八七八年に開腹下で直腸切除術に成功した。ウィーンのビルロートは一八七五年から消毒法を採用し、一八八一年に胃切除術に成功した。また、一八八二年にベルリンのランゲンブーフは胆囊摘出術、一八八五年にチューリッヒのクレンラインは虫垂切除術を行った。

イギリスでは、消毒法を生んだ国にもかかわらず、消毒法の普及はなかなか進まなかった。「清潔と湯冷まし一派」と呼ばれる人たちの反対が強かったからである。一八五〇年代後半に、沸騰させた後に冷ました水を大量に用いて手術器械を洗浄し、術野や創傷を洗う創傷治療が急速に広まった。この方法に特別な名前はなかったが、一八九四年にコナン・ドイルがこの方法を行う人たちを「清潔と湯冷まし一派」と名付けた。[13] 一八六〇年代前半にジョゼフ・リスターもこの方法を採用していたが、大きな改善がなかったため、一八六七年に消毒法を開発した。

一八七八年に「清潔と湯冷まし一派」のひとりスペンサー・ウェルズは消毒法に転向した。[14] ウェルズは一八五八年二月に卵巣摘出術の第一例を手術し、一八八〇年六月には千例に到達した。この千例の分析によると、最初の五〇〇例の死亡率は二五・四%、次の三〇〇例では二五・六%だった。次の一〇〇例では途中で消毒法を採用し、死亡率は一七%に落ちた。最後の一〇〇例では消毒法を徹底し、死亡例は一一例だけだった。ウェルズはこれを一八八二年に報告した。

一八八〇年代になると、イギリスでは腸閉塞の開腹手術にも消毒法が用いられるようになった。前述したリヴァプールのグリーヴスが報告した試験開腹術の成功例は消毒法の下で行われていた。また、一八八五年にトレヴズは次のように述べている。

[15] 開腹手術については、臍の下の白線で切開し、手全体を入れるのに十分な大きさで、消毒法の予防措置を講じて行うべきである。消毒法については、私の経験だけから言えば、この手術の成功は手術中の石炭酸スプレーを含むリスター法の厳格な遵守にかかっていると思われる。

しかし、「清潔と湯冷まし一派」のローソン・テイトは、一八八二年に「リスター法を用いずに行った卵巣摘出術一〇〇例」という論文を出し、死亡は三例だけだったと報告した。また、一八七九年に胆嚢切開術、一八八〇年に虫垂切除術を行い[16]［一八九〇年に報告］、一八八三年には子宮外妊娠の手術にはじめて成功した。一八八四年に「開腹手術千例」、一八八八年には「開腹手術二千例」を報告したが、前半千例の死亡率は九・三％で、後半は五・三％だった。テイトは、手術器械と縫合糸を煮沸し、手を石鹸と水で洗い、手術創や腹腔を冷ましたお湯で洗っていた。テイトはそれと知らずに無菌法を先取りしていたのである。

## 5．腹部外科学の誕生

消毒法を用いるか否かにかかわらず、一八八〇年代にはあらゆる腹部臓器が手術されるようになっていた。[17]一八八七年にイギリスの外科医グレイグ・スミスははじめて『腹部外科学』という表題を掲げた本を出版し、序文の冒頭で次のように述べている。

一般に腹部手術と呼ばれている手術をまとめて体系的に説明するのに適切な時期が来たと思われる。腹部手術には完全な説明がまだないものがある。雑誌の論文にしか説明がないものもある。一つの病気や手術を扱う大きな本の一部になっていることもある。腹部手術だけを扱う本は本書が最初だと思う。

この本は一二章からなる。すなわち、①腹部腫瘍の診断、②腹部外科概論。ほかの一〇章は手術各論で、③卵巣、卵管、子宮広間膜、④非妊娠子宮、⑤妊娠子宮、⑥胃、⑦腸、⑧腎臓、⑨肝臓と胆嚢、⑩脾臓、⑪膵臓、⑫そのほかの手術である。体表の腫瘍とヘルニアの手術は除外された。つまり、数十年前まで内科疾患とされていた深部臓器の病気が扱われていた。したがって、ほとんどの手術が開腹手術であり、術前診断が重視された。

グレイグ・スミスが亡くなるまでにこの本は五版を重ね、一八九六年の第五版は二分冊になるほど増訂されたが、初版からその構成に大きな変化はない。第一章の末尾に次のような試験開腹術の説明があるが、初版から第五版まで一字一句同じである。

「試験開腹術」が外科医の無謀と無能を隠すことは間違いない。開腹手術は単なる試験であってはならない。術前の診断が確かな例や困難な例で最後の診断法にすべきである。熟練した外科医の試験開腹術は、初心者とは大きく異なる。熟練者の診断は一〇〇例中九九例で正しいが、初心者は一〇例目で失敗する。診断が確実という理由だけでは、試験開腹術を正当化できないかもしれない。経験豊富な外科医は、試験開腹術の必要性が頻繁に正当化されることを非難するだろう。経験豊富な手なら正当化されても、経験の浅い手ではそうではないかもしれないからである。結局のところ、深刻な手術と術後の試練を患者に受けさせる前に、何度も何度も病気の検査にもどり、病歴を徹底的に繰り返し読んだ後でのみ、決断する必要がある。

要するに、試験開腹術を行う前には正確な術前診断を追求せよということである。一九世紀末に腹部疾患の術前診断の正診率が九九％の外科医がいたとは思えないが、この頃には試験開腹術が受け入れられるようになっていたことは確かである。

## 6. 腹部外科学の発展

一八九〇年八月にビルロートはベルリンで催された第一〇回国際医学会で「一八七八年一一月から一八九〇年六月までに行った消化管手術一二四例」を報告した。その内訳は、①胃切除術四一例［一二例死亡］、②幽門周囲の癒着剥離術五例［三例死亡］、③幽門癌バイパス手術二八例［一四例死亡］、④小腸切除術一一例［死亡なし］、⑤盲腸切除術二四例［一一例死亡］、⑥結腸切除術八例［四例死亡］、⑦仙骨式または会陰式直腸切除術七例［死亡なし］だった。①では胃の切除後に胃と十二指腸の断端が端々吻合され、③では胃切後に胃の断端が空腸と端側吻合された。前者はビルロート一法、後者はビルロート二法と呼ばれている。[18]

患者の多くは胃癌と大腸癌で、治療の緊急性はなかったが、術前診断は難しかった。②の「五例には［幽門癌と同じ］幽門狭窄のすべての症状があったが、試験開腹により広範囲の癒着による捻転が明らかになった」ので、幽門周囲の癒着剥離を行った。つまり、これらの手術は試験開腹術だったが、緊急手術ではなく、計画的な手術だった。死亡率は一二四例中五四例で四三・五％と高かった。しかし、ビルロートは次のように結論している。

手術による癌の根本的な治癒は消化管以外の癌でも非常にまれである……この点で、幽門癌や腸癌の手術は特別ではない。ほかの癌との唯一の違いは、早期診断の難しさと手術のリスクである。どちらも外科にとって不治の原因にならないことを願っている。熱心に研究し続けることによって正確な早期診断が可能になり、手術の方法や技術を完璧にすることによって手術のリスクを大幅に減らすことができるに違いない。

早期に診断し、早期に手術すれば、治療成績はよくなると保証したのである。このビルロートの報告は世界の外科医を驚嘆させたが、この頃から腹部外科は二つの点で変わった。

一つは、計画的な手術が多くなったことである。[19] それまでの大手術といえば四肢切断術や嵌頓ヘルニア手術などの緊急手術が多かったが、胃癌の手術などに緊急性はあまりなかった。計画的な手術は二〇世紀はじめ頃から待機的手術 elective operation と呼ばれるようになった。

もう一つは、試験開腹術が早期手術として正当化されるようになったことである。いくつかの腹部疾患では、できるだけ早く診断し、できるだけ早く手術することが勧められた。この手術は試験開腹術だが、開腹手術のリスクはほとんど問題にされなくなっていた。それよりも誤診のないように、できるだけ正確な早期診断が心がけられるようになった。つまり、試験開腹術に関する問題は早期診断と早期手術の問題に入れ替わったのである。

以下、一九世紀後半に開発された代表的な開腹手術を列挙する。

一九世紀はじめ、腸重積は手術すべきではなく、注腸整復や自然治癒に期待すべきだといわれていた。[20]一八九〇年代になると、注腸整復も手術整復も成績が向上し、自然治癒待望論は途絶えた。しかし、注腸整復と手術整復のどちらを第一選択にすべきかが議論されるようになった。患者の負担が少ない注腸整復をまず行うべきだという考えもあったが、注腸整復でいたずらに時間を浪費せず、すぐに手術すべきだという考えも少なくなかった。当時はどちらの整復法にも決め手がなく、この論争の決着は二〇世紀に持ち越された。

子宮外妊娠による卵管破裂は、急死の原因として一七世紀はじめから知られていたが、患者の生前に診断できるようになったのは一九世紀半ばだった。一八八三年にローソン・テイトがはじめて成功して以来、開腹手術による治療が広く行われるようになった。[21]

右上腹部痛の原因として胆嚢結石があることは一九世紀までに知られていたが、一八五九年にドイツの内科医のツディクムが胆嚢を切開して結石を除去する手術を勧めた。胆嚢切開術は一八六七年にアメリカではじめて行われたが、この手術を広めたのはローソン・テイトだった。[22]テイトは一八七九年から一八八九年までに五四例を手術し、死亡したのは三例だけだった。しかし、胆嚢切開術は二〇世紀はじめまでに胆嚢切除術に取って代わられた。

一八四三年にイギリスの内科医クリスプ［178頁参照］は胃穿孔性胃潰瘍の診断基準を明らかにし、[23]一八八〇年代にはドイツで開腹手術による治療がはじめて提唱されて数例に行われたが成功しなかった。[24]一八九二年にドイツの外科医ホイスナーは、四一歳男性の胃潰瘍の穿孔を診断し、開腹して穿孔部の縫合閉鎖にはじめて成功した。これ以来、この手術は広く行われるようになった。

一八六七年にフランスの外科医ペアンは脾臓嚢腫の摘出に成功したが、事故で破裂した脾臓の摘出には誰も成功していなかった。(25) 一八九三年にブレスラウの外科医リーグナーは、一四歳の少年から腹部打撲で破裂した脾臓の摘出に成功した。(26) 腹腔内には一・五リットルもの出血があり、輸血が実用化されていない時代だったので、両腕両足から生理食塩水の皮下点滴が行われた。これが腹部の鈍的外傷に対する試験開腹術のはじまりである。

第九章で詳しく述べるが、もっともよく行われた試験開腹術は虫垂切除術である。(27) 一八八六年にアメリカの病理学者フィッツは、それまで盲腸周囲炎や盲腸炎と呼ばれていた病気の本態が虫垂の炎症であることを明らかにし、虫垂の早期切除を勧めた。この手術はアメリカで実行されて大きな成果を上げたが、ヨーロッパではなかなか普及しなかった。しかし、一九〇二年にイギリス国王エドワード七世が虫垂炎の手術を受けたことをきっかけに普及した。第一章で述べたように、これには、聖トーマス病院の外科医バトルが国王の虫垂炎の治療に不満を抱き、急性虫垂炎を急性腹症と名付けたことの影響が大きいと思う。バトルは急性虫垂炎などの試験開腹術が必要な腹部疾患に、早期診断と早期手術の必要性を訴えたからである。

## 7. まとめ

急性腹症に試験開腹術が行われるようになった経緯を知るため、開腹手術の歴史を追ってきた。

一六、一七世紀には、帝王切開術、卵巣摘出術、胃切開術が行われていた。これらの手術は、利点が明らかだったので、危険を承知の上で行われていた。

一八世紀には、腸の壊死を伴う嵌頓ヘルニアの治療法として、人工肛門造設術と腸吻合術が開発された。一九世紀になると、これらの手術は鎖肛や直腸閉塞の手術に応用されるようになり、開腹手術に対する恐怖が和らいでいった。

一九世紀に診断技術が進歩すると、直腸より奥の腸閉塞を診断し、開腹手術を勧める内科医が現れるようになった。腸閉塞の存在が確実ならば、術前診断が確立しなくても開腹手術は正当化されるという試験開腹術の考えが生まれた。

一八八〇年代には消毒法が普及し、開腹手術は安全になり、試験開腹術は受け入れられはじめていた。しかし、一八九〇年代になると、いくつかの腹部疾患では、開腹手術は行う時期が早ければ早いほど成績がよいと考えられるようになった。つまり、試験開腹術は早期手術として正当化され、試験開腹術に対する反対の勢いは衰退した。

この開腹手術の歴史を概観して思うのは、腸重積と虫垂炎が果たした役割である。腸重積の治療史は、内科治療と手術治療との戦いで、開腹手術の歴史に最初から深い関わりがある。虫垂炎の治療史は、関わりが比較的新しいが、開腹手術の確立に重要な役割を果たしている。それゆえ、この二つの疾患の歴史については、それぞれ章を設けて説明する。

(1) Nelaton A : Exposé des titres et des travaux scientifiques de M.A. Nélaton. pp.16-17, 1867

・Delaporte A : De la Gastrotomie dans les Étranglements Internes. pp.29-30, 1872

(2) Fagge CH : On intestinal obstruction. Guy's Hospital Reports 14 : 272-375, 1869

(3) Annandale T : Case in which an Internal Intestinal Obstruction was removed by the Operation of Gastrotomy. Edinburgh Medical and Surgical Journal 16 : 700-704, 1871

(4) Buchanan G : Lancet i : 776-779, 1871 June

(5) Hutchinson J : A successful case of abdominal section for intussusception, with remarks on this and other methods of treatment. Medico-Chirurgical Transactions 57 : 31-75, 1874

(6) Marsh H : A case in which abdominal section was successfully performed for intussusception in an infant seven months old. Med Chir Trans 59 : 79-84, 1876

・Fagge CH and Howse HG : A case of intussusception in an adult, without symptoms of strangulation, treated successfully by abdominal section.

・Hutchinson J : Notes of a second case of abdominal section for intussusception into the colon, with remarks on the details of the operation. Med Chir Trans 59 : 99-102, 1876

(7) Hinton J : A case of intestinal obstruction arising from internal strangulation, with a table of cases. Association Medical Journal i : 431-439, 1853 May 20

・Adelmann GFB von : Beiträge zur chirurgischen Pathologie und Therapie der Ernährungsorgane. Vierteljahrschrift für die praktische Heilkunde 78 : 29-82, 1863

・Delaporte A : De la Gastrotomie dans les Étranglements Internes. pp.30-37, 1872

・Whitall S : Gastrotomy for Intestinal Occlusion. New York Medical Journal 18 : 113-158, 1873 Aug

・Ashhurst J : On laparotomy, or abdominal section, as a remedy for intussusception ; with tables showing the results of the operation in cases of this affection, and n those of other forms of acute obstruction of bowels. American Journal of the Medical Sciences 68 : 48-64, 285, 1874 July

・Leichtenstern OML : loc. cit., 1876

(8) Discussion on intestinal obstruction. Brit Med J ii : 305-307, 316-317, 1878 Aug

・Parker R : Intestinal obstruction. Brit Med J ii : 669-672, 1883 Oct

・Discussion on the treatment of intestinal obstruction. Brit Med J ii : 1369-324, 1893 Dec

(9) Allbutt TC : Some remarks on obstruction of the bowels. Brit Med J i : 40-41, 1979 Jan 11

Teale TP : On exploration of the abdomen in obstruction of the bowels. Brit Med J i : 41-43, 1979 Jan 11

(10) Greves H : On a Case of Acute Intestinal Obstruction in a Boy, with Remarks upon the Treatment of Acute Obstruction. Liverpool Medico-Chirurgical Journal 5 : 118-153, 1885

(11) Wangensteen OH : The Rise of Surgery. p.124, 1978.

(12) Volkmann R : Über den Mastdarmkrebs und die Exstirpatio recti. Sammlung klinischer Vorträge 131:1113-1128, 1878.

・Billroth T : Offenes Schreiben an Herrn Dr. L. Wittelshöfer. Wiener Medizinische Wochenschrift 31 : 161-165, 1881

・Langenbuch CJA : Ein Fall von Exstirpation der Gallenblase wegen Chronischer Cholelithiasis, Heilung. Berliner klinische Wochenschrift 19 : 725-727, 1882 Nov

・Krönlein RU : Ueber die operative Behandlung der acuten diffusen jauchig-eiterigen Peritonitis. Archiv für klinische

Chirurgie 33 : 507-524, 1886
(13) Cartwright FF : Antiseptic surgery. In Poynter FNL ed. : Medicine and Science in the 1860s. pp.77-104, 1968
(14) Wells TS : On Ovarian and Uterine Tumours. p.217, 1882
(15) Treves F : The operative treatment of intestinal obstruction. Brit Med J ii : 387-390, 1885 Aug
(16) Tait RL : One hundred consecutive cases of ovariotomy, performed without any of the Listerism details. Brit Med J ii : 830-832, 1882 Oct
・Tait RL : Cholecystotomy for dropsy of gall-bladder due to the impaction of gall-stone, gastrotomy in extra-uterine pregnancy. Lancet ii : 729-732, 1879 Nov
・Tait RL : The surgical treatment of typhlitis. Birmingham Medical Review 27 : 26-34, 76-89, 1890
・Tait RL : Five cases of extra-uterine pregnancy operated upon at the time of rupture. Brit Med J i : 1250-1251, 1884
・Ellis H : Ruptured ectopic pregnancy, In Operations that made History, 1996［朝倉哲彦訳『外科の足跡』］
・Tait RL : General Summary of Conclusions from One Thousand Cases of Abdominal Section. 1884
・Tait RL : General summary of conclusions from a second series of one thousand consedutive cases of abdominal Section. Brit Med J ii : 1096-1100, 1888 Nov
(17) Smith JG : Abdominal Surgery. 1887
(18) Billroth T : Ueber 124 vom November 1878 bis Juni 1890 in meiner Klinik und Privatpraxis ausgeführte Resectionen am Magen- und Darmcanal, Gastro-Enterostomien und Narbenlösungen wegen chronischer Krankheitsprocesse. Wiener klinische Wochenschrift 34 : 625-628, 1891
・Ellis H : The first successful gastrectomy, In Operations that made History, 1996［朝倉哲彦訳『外科の足跡』］

(19) Holden GR : The indications for operation in elective surgery. JAMA 50 : 418-422, 1908 Feb
(20) Eve FS : Discussion on treatment of intussusception in children. Brit Med J ii : 574-583, 1901 Sept
(21) Thudichum JLW : On th pathology and treatment of gall-stones. Brit Med J ii : 935-938, 1859 Nov
(22) Tait RL : Note on a case of cholecystotomy. Lancet i : 1294-1295, 1889 June
(23) Crisp E : Cases of perforation of the stomach, with deductions the reform relative to the character and treatment of that lesion. Lancet ii : 639-649, 1843 Aug
(24) Kriege H : Ein Fall von einem frei in die Bauchhöhle perforirten Magengeschwür, Laparotomie, Naht der Perforationsstelle, Heilung. Berliner klinische Wochenschrift 29 : 1244-1247, 1892
(25) Péan J : Opération de splenotomie (ablation d'un kyste splénique et extirpation complète de la rate hypertrophiée) : guérison. Union médicale 4 : 340-344, 373-377, 405-409, 431-435, 1867.
(26) Riegner O : Ueber einen Fall von Exstirpation der traumatisch zerrissenen Milz. Berliner klinische Wochenschrift 30 : 177-181, 1893 Feb
・Ellis H : Splenectomy for rupture of the spleen, In Operations that made History, 1996［朝倉哲彦訳『外科の足跡』］
(27) Fitz R : Perforating inflammation of the vermiform appendix, with special reference to its early diagnosis and treatment. American Journal of the Medical Sciences 184 : 321-346, 1886

# 第八章　腸重積の治療の歴史

本書の今までの説明から分かるように、腸重積がヘルニアと同じくらい歴史の古い病気であることは確かである。ヘルニアのように体表に形態的な変化が現れる病気は外科医が治療したが、腸重積のように体の外からは変化が見えない体内深部の病気は内科医の縄張りだった。体内深部の病気には、腸重積と同じ症状を起こす多くの病気がある。古代や中世には、これらの病気はイレウスまたは回腸苦と呼ばれ、すべてに同じ内科的な治療が行われていた。腸重積がひとつの独立した病気として認知され、開腹手術が行われるようになったのは、人体解剖がかなり発展した後で、一七世紀末頃のことである。一八世紀末までに腸重積は患者が生きているうちに診断できるようになり、一九世紀には開腹手術による治療法が大きく発展した。

## 1．疾患概念の起源

一六、一七世紀には、イレウスによる死者を剖検した解剖医は、さまざまな腸の異常をみつけて報告した。腸重積はいろいろな名前で報告された。(1)

一六七九年にボネーは、『墓地あるいは実用解剖学』全四巻を著し、その第三巻「腹部疾患」第一四部「結腸苦や回腸苦などの腹痛」の第二〇章「腸が腸の中に入り込んだ状態つまり腸重積によるイレウス」で、一二人の解剖医が報告した一五件の剖検記録を列挙した。一五五九年のコロンボの報告がもっとも古く[52頁参照]、ほかの報告はすべて一七世紀のものである。腸重積という病気の概念は、これらの報告によって徐々に形成されていった。

ボネーは第二〇章の表題で腸重積を intussusception と呼んだが、一二人の報告者のうち同じ用語を用いた者は二人、introsusception という用語を用いた者が一人いた。腸重積を回腸苦 dolor iliacus or iliaca passio と呼んだ者が二人、イレウス ileus と呼んだ者が三人、腸捻転 volvulus と呼んだ者が二人いた。Introsusception は一八世紀のイギリスでよく用いられた。しかし、腸重積はイレウスや回腸苦とも呼ばれ、とくに腸捻転と呼ばれることが長く続いた[62頁と127頁を参照]。一九世紀前半にドイツの病理医ロキタンスキーが腸重積を腸捻転と呼んでいたほどである。一八七九年にドイツの内科医ライヒテンシュテルンは一六七七年にスイスのパイエルが腸重積と腸捻転をはじめて区別したと述べたが、この区別を確立したのはライヒテンシュテルン自身ではないかと思われる。ロキタンスキーは intussusception のほかに invagination という用語を広めたが、筆者の知る限り、後者は一七六八年にフランスのエヴァンがはじめて用いた。

ボネーは、一六七一年のフランシスクス・シルヴィウスと一六七七年のパイエルから、少し長めの文を引用している。シルヴィウスは上部の腸が下部の腸に入る[下行性腸重積]だけでなく、その逆のこと［上行性腸重積］もあると述べた。パイエルは麻痺して弛緩した腸に上部の腸が入り込んで腸重積が起こると説明した。ほかの一三件の引用は短いが、一六四一年のファブリキウス・ヒルダヌスと一六七二年のバルベッテからの引用にはボネーが註釈を添えている。バルベッテについては第五章ですでに説明した［129頁参照］。ヒルダヌスからの引用については、ボネーの註釈の中で次のような興味深い話が紹介されている。

［一六三三年にドイツの医師］ダニエル・ゼンネルトは、イレウスの原因は機械的な閉塞ではないと主張し、その根拠として次のような話を引用した。

マテウス・デ・グラディブス［一五世紀イタリアの医師］によると、一二歳の少女が下腹部の硬直するイレウスに苦しみ、浣腸されて食物残渣を嘔吐した。さらに長い坐薬を三回入れられたが、坐薬はきわめて短時間で［父親がパーテルノステルとアヴェマリアという呪文を唱える間に］腸をさかのぼって口から吐き出された。二回目の坐薬は糸で大腿に縛りつけられ、三回目の坐薬は四本の丈夫な糸で縛られていたにもかかわらず、坐薬は切れた糸クズといっしょに吐き出された。

この話は腸重積と直接の関係はないが、「閉塞のない腸の通過障害」という当時のイレウス概念が如実に分かる話として興味深いと思う。ゼンネルトのような立派な医師でさえ、当時はこんなホラ話を真剣に信じたのである。この話と同じように、上行性［逆行性］腸重積が起こることについても疑問はまったくなかったと思われる。

## 2．疾患概念の確立

腸重積という病名はソヴァージュの疾病分類［一七六三年］にもカレンの疾病分類［一七八〇年］にも現れない。腸重積は独立疾患とみなされず、イレウスの結果という認識だったからである。

腸重積の概念をはじめて詳しく解説し、疾患概念を確立したのは、イギリスの外科医ジョン・ハンターではないかと思う。一七九三年にハンターは、腸が重なり合ってできる腸重積の腫瘤の解剖について、次のように説明している。

腸重積[2]は、腸の一部が別の腸の部分に入り込むことによって起こる病気で、一般に上部の腸が下部の腸に入り込む……腸重積は腸の三つの層からなる。内層は下に向かい、上方に反転して中層つまり逆行部分を形成し、再び下方に反転して三番目の部分つまり本来の位置にある最外層になる。外層は蠕動する唯一の層である。中層は完全に受動的で、外層によって押し下げられ、これによって外層は自分自身をさらに反転させる。そのため、この場合に反転するところは、外層が反転するまたは反転して中層になるところである。内層は引き込まれる。このことから、腸重積がはじまると、どれほど長い腸が引き込まれるかを容易に理解できる。外層は、その蠕動により、異物を送るように、ほかの層に作用してさらに押し進める。内腔に異物が留まる場合、その部分は外層つまり受容する腸が作用する固定点になる。したがって、それは押しつぶされ、最終的には、内層がさらに引き込まれるのを腸間膜が防ぎ、ある種の歯止めとして機能するが、外層の反転がさらに進むのを完全に妨ぐことはできない。外層が作用するのは中層であり、内層が固定された後もこの作用が続くため、中層は腸の中に畳み込まれる。長さ一フィートの腸は［畳まれて］長さ三インチの腸重積になる。

このハンターの論文によって腸重積の概念は確立したといえる。

それから半世紀後の一八三七年にロキタンスキー(3)は、ハンターのいう外層を莢鞘(きょうしょう)腸管 intussuscepiens、中層と内層をまとめて嵌入腸管 intussusceptum と命名した。

ハンターによれば、嵌入腸管はその表面の中層がシワシワに畳まれて短くなるという。現在は、莢鞘腸管が切り開かれる状況はほとんど起こり得ないので、実際に嵌入腸管を観察できる機会はまずない。現在、嵌入腸管はシワのない腸

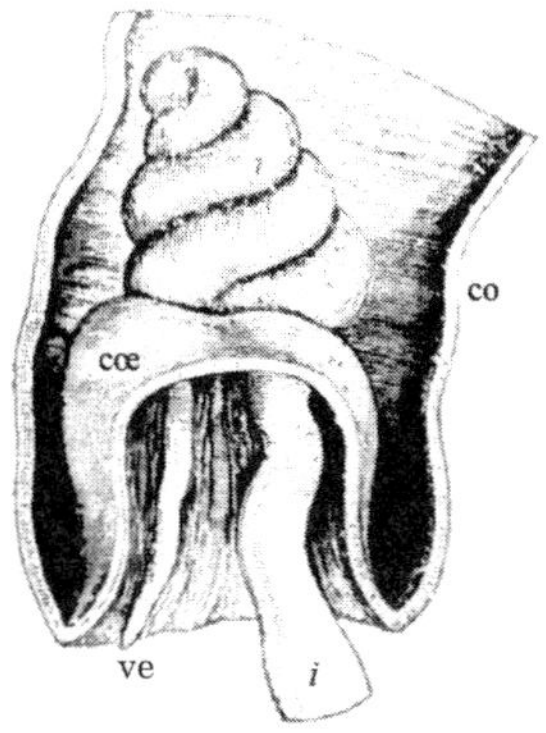

**図９　結腸内に回腸が嵌入した腸重積**

i 回腸、ve 虫垂、cœ 盲腸、co 結腸
出典：Brinton W：Intestinal obstruction. p.52, 1867

として図解されていることが多いが、それは誤りである。一九世紀のイギリスの医師ブリントンによれば、嵌入腸管は莢鞘腸管の中でとぐろを巻いたへビのように見え、全体が[ソーセージのように]彎曲しているという（図9）。

### 3．腸重積の診断

当初、腸重積の存在は病理解剖ではじめて分かったので、患者の生前に腸重積を診断することはできなかった。これについて、一七九三年にジョン・ハンターは次のように述べている。

腸重積は患者の死後まで診断できない。便秘を伴う激しい腸の病気がある例を診たとき、同様の例を剖検した経験があれば、腸重積が原因だと疑う根拠にはなるが、同じ症状を起こす病気はほかにもたくさんあるので、その疑いを確認することはできない。しかし、腸重積が疑われるなら、下行性の腸重積として治療するのが適切である。

しかし、一八一一年にエディンバラの外科学教授モンロー三世は、腸重積の診断について次のように述べている。

排便の際の激しいいきみにより症状が突然出現すること、健康児と同じ量の浣腸液を肛門から注入できないこと、腹部の左側に圧痛のある硬い腫瘍が突然出現することから、腸重積の存在を強く推測できる。この炎症性疾患の症状と経過は、私の父［モンロー二世］が治療した次のような症例に、はっきりと顕れていた。

一七九三年二月二三日、生後四カ月男児の往診を頼まれたが、患児はアンドリュー・ウッド氏によって天然痘の予防接種を受けていた。看護婦によると、その日の前夜、患児は大量の便をしたが、かなり気張った後に突然発症したという。患児はとても苦しがり、かなり長い間しきりに泣いていた。数時間で痛みは少し和らいだが、強い便意があるように見えた。しかし、繰り返し気張ったにもかかわらず、血液の少し混ざった粘液便しか出なかった。さまざまな緩下剤と浣腸が処方されたが、効果はなかった。ほんの少しの便しか出なかったので、排便中に腸の一部が下部の腸の中に入り込み、腸重積を起こしたのではないかという疑いが沸き起こった(ウッド氏に伝えた)。さらに試みた最強の下剤でも排便はなく、健康なこどもに注入できる浣腸液の量の四分の一足らずしか入れられないことが分かったので、この腸重積に関する疑いはいっそう強くなった。この最後の状況は、腸重積が肛門の近くまで来ていることを示していた。浣腸によって腸を押しもどす試みが繰り返されたが、抵抗を克服することはできず、患児は六八時間後に死亡した。

この患児が腸重積だったことは病理解剖で確認された。つまり、一八世紀末まで、患者の生前に腸重積を診断することは、一般的には不可能と考えられていたが、医師によってはかなり可能になっていたのである。それゆえ、一九世紀になると、生前に腸重積と診断し、空気注腸や開腹手術による腸重積の整復を行う者がみられるようになった。

モンローは知らなかったが、「血液の少し混ざった粘液便」は腸重積に特有な症状で、そのことは一八二九年にイギリスの外科医スティーヴンスがはじめて指摘した[5]。スティーヴンスは「私の知る限り、これを診断的に特有な症状として述べた者はいない」と述べている。

一八二六年にフランスの外科医ダンスは、腸重積の腫瘤について次のように述べた[6]。これは二〇世紀にダンス徴候として有名になった。

盲腸がなく上行結腸が移動したため［右側の腹部に］陥凹ができていたが、左側には縦長の隆起を認め、重積塊で形成されたかなり大きな腫瘤が認められた。……触診すると、両側の腹部に著しい差異がみられ、熟練すれば盲腸の偏位が分かる。

一八三七年にロキタンスキーは、腸重積の彎曲した腫瘤の形状を「ソーセージ状」と形容した。一八四六年に麻酔法が開発されると、やがて麻酔下で腹部触診が行われるようになり、腸重積の腫瘤の形状は「ソーセージ状」といわれるようになった。全身麻酔で腹筋の緊張を解いたので、腹部腫瘤の形状がよく分かったからである。二〇世紀には無麻酔下で触診されるようになったが、「ソーセージ状」という表現が用いられ続けた。

これらの症状と徴候により、腸重積の診断は誰でも簡単に診断できるようになり、一八六四年にスコットランドの外科医グレイグは次のような診断基準を提唱した。

腸重積はヘルニアや手足の骨折のように見たり手に取ったりできないため、多くの医療者は腸重積を治したと聞いても信じられず、死後の検査で見ることによってのみ腸重積の存在を信じることができる。これは確かに決定的な証拠だが、避けたいと思うような証明である。私の考えでは、腸重積の症状は紛れようのないもので、簡単にいえば、突然の発症、頑固な嘔吐、頑固な便秘、腹痛発作、硬い腹部腫瘤、そしてとくに血便である。これらのさまざまな症状はすべてほかの病気にも現れる可能性があるが、いっしょに組み合わせると、中でも最後に述べた症状、血便が存在する場合は、誰でも正確な診断を下すのに何の困難も感じることはなく、死後の検査を必要とせずに、腸重積の存在を確信するに違いない。[7]

## 4．腸重積の治療

腸重積は、ほかの類似疾患と区別できなかったので、イレウスとして治療されていた。患者の生前に診断できるようになってからはいろいろな治療法が開発されたが、開腹手術を除けば、腸重積に特化した治療法はほとんどが一九世紀にはじまった。

一八七三年にドイツの内科医ライヒテンシュテルンは、古今の文献から腸重積五九三例の報告を集め、腸重積の原因、症状、診断、治療について分析した。コロンボ以来の報告例が集められているので、この論文から一八七〇年代までの腸重積の治療を回顧することができる。集まった症例数が多いのは腸重積という病名で報告された例を無批判に集めたからではないかという疑問に対し、ライヒテンシュテルンは開腹手術も剖検も行われなかった例は「嵌入腸管が肛門から脱出したり、直腸内で触知されなくても、粘血便、腹部腫瘤、突然の発症などの症状から診断を確認できる」と述べ、グレイグが提唱した腸重積の診断基準をほぼ裏付けた。[8]

五九三例のうち生死の予後が明らかなのは五五七例で、そのうち一五一例が治癒していた。死亡例は四〇六例で、当時の腸重積は致命的な病気だったことが分かる。治癒した一五一例の内訳は、嵌入腸管の壊死脱落による自然治癒八八例、空気整復一八例、大量の注水整復一七例、ゾンデによる整復六例、手術整復四例、用手整復二例、注水整復とゾンデ整復の併用二例、空気整復とゾンデ整復の併用一例、詳細不明一三例だった。

これらの治療法について簡単に説明するが、注腸整復つまり空気整復と注水整復については話が長くなるので項を改めて説明する。

### (1) 嵌入腸管の壊死脱落による自然治癒

予後が明らかな五五七例のうち、壊死脱落のなかった四〇八例は治癒率が一五%［六三例］だったのに対し、壊死脱落のあった一四九例の治癒率は五九%［八八例］だった。壊死脱落のあった例が全体の二七%を占めることから分かるように、ライヒテンシュテルンの統計で自然治癒が多いのは、母集団に偏りがあるためである。しかし、この統計結果から、ライヒテンシュテルンは自然治癒を期待して待つのが腸重積の確実な治療法だと主張した。

嵌入腸管の壊死脱落はきわめてまれな現象といえるが、一七六八年にフランスの外科医エヴァンは三例の報告を集めた［132頁参照］。また、一八三五年にスコットランドの内科医トムソンは三五例を集めた。そのため、嵌入腸管の壊死脱落は早くから注目を集め、一八五九年にイギリスの内科医ブリントンは「腸重積の三〇%から四〇%は嵌入腸管の脱落によって治癒」するので、「手術については議論する必要はない」と述べている。一九世紀の半ば過ぎまで、嵌入腸管の壊死脱落による自然治癒を期待することが一般的な見解だったのである。

しかし、壊死脱落のあった例がすべて生きながらえたわけではない。壊死脱落後には、ほとんどの患者が慢性的な下痢や疝痛に苦しみ、四一%の患者が壊死脱落した傷跡の破裂や狭窄などのため死亡している。ライヒテンシュテルンによると、「嵌入腸管の脱落例の予後は一般に中年のほうが老人よりも良好」だというが、腸重積がもっとも多い五歳以下では、嵌入腸管の壊死脱落は六例しか報告がなく、生存例はなかった。

これらの理由から、腸重積の治療としては、自然治癒を期待しながら、何らかの積極的な治療を行うことが多かった。

### (2) ゾンデ整復

ライヒテンシュテルンによると、嵌入腸管をゾンデで押しもどす治療法は、一八四八年にニッセンという人物がはじめて成功し、全部で六例の成功が報告されているという。しかし、長さ約三フィートの鯨骨[10]ブジーやオバイン・チューブなどの柔軟な棒を用いるので、押しもどせる範囲には限界があり、S状結腸か直腸の腸重積にしか効果は期待できなかった。

### (3) 用手整復

ライヒテンシュテルンによると、肛門から手を突っ込んで腸重積の整復に成功した二例は、いずれもS状結腸の腸重積だというが、典拠となる文献は挙げていない。その代わり、一八七二年の第[11]一回ドイツ外科学会で用手整復の可能性を論じたハイデルベルクのジーモンと追加発言したミュンヘンのヌスバウムの考えを説明している。そのほか、ハッチンソンが腹部按摩［181頁参照］と呼んだ治療法にも言及している。腹部按摩では、全身麻酔をかけて腹筋の緊張を解き、嵌頓ヘルニアを整復するように腹壁の外から徒手整復が行われる。デンマークのヒルシュスプルングは、一八九三年頃から注腸整復の前に徒手整復を必ず行うようになり、一九二六年にヒルシュスプルングの教え[11]

子のモンラッドが徒手整復だけによる自分の成績を報告した。

### (4) 手術整復

腸重積の手術整復の初期史については、すでに第五、六、七章で説明した。一六七二年にバルベッテが最初に提案し、それから二〇年以内にヌックが実行した。しかし、後続例は一九世紀になってようやく現れる。一八七三年にライヒテンシュテルンは、それまでに報告された腸重積の手術整復を以下のように[12]一〇例集めた。成功例は四例だった。

①一七四二年ヌック。患者は五〇歳女性、整復に成功［131頁参照］。
②一八一七年オーレ。五〇歳男性、患者は死亡。
③一八二五年フクシウス。二八歳男性、成功［169頁参照］。
④一八二八年ゲルソン。生後一二週男児、死亡。
⑤一八三六年ウィルソン。二〇歳男性、成功［169頁参照］。
⑥一八四二年ハウフ。三六歳男性、死亡。
⑦一八五二年ピロゴフ。一六歳男性、死亡。
⑧一八六七年ウェルズ。生後四カ月男児、死亡。
⑨一八七〇年ラロイエンヌ。年齢不明、死亡。

⑩一八七二年ハッチンソン。二歳女児、成功［191頁参照］。

一八八〇年代までに消毒法が普及し、腸重積に開腹手術が行われるようになったが、治療成績はよくなかった。一八八六年にドイツの外科医ブラウンは、腸重積の手術例を文献から六六例を集めたが、成功例は一五例［二三％］にすぎなかった。ライヒテンシュテルンよりも集めた症例は増えたが、手術成績に改善はなかった。これをみれば明らかだが、手術を決意することは容易ではなかったので、腸重積の治療を手術に頼るよりは、まずはできるだけ非手術的な治療を試み、自然治癒に期待する者が多かった。

## 5．腸重積の注腸整復

ふいごによる空気注腸は、腸重積の疾患概念が確立する前から行われていた。この治療法はヒポクラテスがはじめたが、ヒポクラテスは腸重積という病気を知らなかったので、腸重積ではなくイレウスの治療としてこの治療法を次のように勧めた。

上腹部をできるだけ速やかに浄化する。上腹部が熱い状態であるのを止めるために頭と両肘から瀉血する。横隔膜の上を冷やす。ただし心臓は冷やさない。下腹部は、湯涌の中に患者を坐らせ、常に油を塗って温め、温罨法を施す。さらに、一〇ダクテュロス［約一八・五センチ］[13]

ほどの長さの座薬を蜂蜜だけでつくり、牡牛の胆汁を前方に末端から塗り、二度、三度と挿入して直腸のあたりの黒焦げ状の便がすべて排泄されるようにする。このようにしてうまくいった場合は、さらに、浣腸する。うまくいかなければ、鍛冶屋のふいごを手に取り、風を腸に送り込む。腸、とくに腸の狭くなったところをふくらませるためである。

ヒポクラテスはこの治療法をイレウスの最後の治療手段として勧めたが、どのくらい空気を送り込めばよいのか、送気を止めるのはいつかなどの安全基準はなかった。

### (1) 大量注腸のはじまり

大量注腸はヒポクラテス以来のものだが、大量注腸が腸重積の整復に利用できるという考えが生まれる前には、[14]さまざまな薬物、とくにタバコの煙の注腸が流行した。一七、一八世紀には、腸重積に関する知識と力学の知識が増え、一七五七年にスイスの生理学者ハラーは「[15]空気注腸は腸重積を速やかに駆逐する」と述べて大量注腸を勧めたが、この考えは死体実験に基づいていた。一七五五年にハラーは次のように報告している。

女性[15]一人の遺体で二つの腸重積を見た。一方は短めで、他方は三、四横指の長さで、上部の腸が下部の腸に完全に入り込んでいた。炎症所見はなく、きわめて簡単に整復できた。その後、一歳のこどもでも腸重積を見た。これは、空気を腸に吹き込むことによって、すぐに除去できた。誰もが知っていることだが、生体の腸内にはほとんど常にガスがある。その結果、これらの腸の嵌入が長く続くことはない。

この腸重積は死戦期腸重積[8]で、通常の腸重積ではない。空気注腸による腸重積の整復が実際に行われるには、さらに半世紀以上の年月が必要だった。

大量の液体注腸はイレウスに対して行われていたが、一八世紀末まで一般に浣腸には昔ながらのノズル付きの革袋か金属注射器が用いられていた。大量注腸に便利な柔軟な管は、一六六八年[16]にオランダの医師デ・グラーフが皮革を丸めて縫い合わせた管を開発した。しかし、浣腸器にグラーフの管が利用されるには、さらに一世紀が必要だった。知られている限りでは、一七六五年[16]にミラノの医師ヴィデマーが考案した注水ポンプがもっとも古い。

一七八九年[16]にロンドンの外科医ビュローは静水圧［落水圧］を用いる浣腸器を報告した。ビュローは水圧を用いる浣腸器の発明の功績をウィーン大学に招聘されたオランダの医師[16]デ・ハーエンに帰したが、デ・ハーエンはミラノの医師ヴィデマーが発明したと述べている。しかし、これは水圧を用いる浣腸器といわれているが、前述したように、ヴィデマーの浣腸器は手動ポンプなので、静水圧式ではなくポンプ式の浣腸器である。いずれにせよ、ヴィデマーの浣腸器もビュローの浣腸器もイレウスの治療用として開発されたものだった。

## (2) 空気注腸による腸重積の整復

一九世紀はじめにスコットランドでは、イレウスに対して空気注腸がよく行われた。[17]一八二〇年にロンドンの医学評論家ジョンソンは、論文「実用医学の補足検討」の中で、「腸重積が疑われる場合、閉塞を解消する目的で、肛門から腸に大量の液体を注入することが提案されている。ダンフリースのブラックロック氏は死体実験に基づき、ふいごによる空気の注入が腸重積の除去に非常に強力だと主張した」と述べている。しかし、当時は患者の生前に腸重積を診断することが難しく、空気整復の成功を確認することはさらに困難だった。腸重積と診断した後に行われた空気整復について、ライヒテンシュテルンは次のように述べている。

ハラー[18]は空気注腸をとくに腸重積に推奨した。空気注腸による腸重積の治癒について述べた最初の報告は、一八三五年のウッドの論文のように思われる。その後一八三八年にミッチェルは新たに二例目の治癒を報告した。しかし、一八三〇年代の末に腸重積の空気整復が発展し、イギリスで熱心な信奉者が出たのはゴーラムの威光によってはじめて可能だった。ドイツではとくにロキタンスキーの提言がこの方法をさらに広く普及させたように思われる。

ライヒテンシュテルンの論文が書かれた一八七〇年代には、空気注腸にはふいごだけではなく空気ポンプも用いられるようになっていた。

## (3) 注水整復

一八二〇年代にイギリスでは、ゴム管が医療に利用されるようになり、ゴム管の胃洗浄器や浣腸器が開発された。[19] 一八三二年にこれらはフランスに輸入され、静水圧式の浣腸器はクリソワール、ポンプ式の注腸器はクリソポンプと命名されて販売された。これらによって大量注水による注腸整復は簡便になり、腸重積の診断さえつけば、誰もが実施したと思われる。しかし、注射器、静水圧、ポンプのどれを用いたにせよ、注水整復を行ったという報告はほとんどないので、注水整復の最初の成功例がいつ行われたのかは分からない。

ハッチンソンが腸重積の開腹手術の成功を報告した一八七四年の論文に、後輩の外科医ウォレン・テイが集めた症例のリストが添付されている。嵌入腸管を直腸か肛門で確認した腸重積一三一例で、このうち三四例が治癒していたが、その内訳は嵌入腸管の壊死脱落一八例、ゾンデ整復四例、注水整復三例、空気整復三例、不明六例だった。

テイのリストにある注水整復に成功した三例は、一八五九年、一八六二年、一八六八年に報告されている。これらには注射器かポンプが用いられ、静水圧は用いられていない。注水整復の成功例でもっとも有名なのは一八七六年にデンマークの小児科医ヒルシュスプルングが報告した例だが、[20] ヒルシュスプルングも静水圧ではなくクリソポンプを用いていた。

これらから分かるように、空気整復と同じように、一八七〇年代には注水整復でもポンプがおもに用いられていた。とくに、一八四〇年に考案されたヒギンソン注射器と呼ばれるポンプ式の浣腸[21]

器は、改良されて扱いが簡単になり、広く用いられた（図10）。静水圧による注水整復が広く行われるようになったのは、一八九〇年代に実験によって安全な整復圧が求められてからだと思われる。

## 6．腸重積の治療の発展

一九世紀には、腸重積は腸閉塞の約三割を占めるとされていたが[22]、腸閉塞の報告が少なかったので、腸重積も少ないと考えられ、腸重積は一例だけの症例報告が多かった。しかし、一九世紀末になると、まとまった症例数の腸重積が報告されるようになった。

一九世紀末までに、腸重積の治療はほぼ注腸整復か手術整復のいずれかに落ち着き、自然治癒に期待するようなことはなくなっていた。一八九〇年以前は注腸整復がよく行われたが、一八九〇年以後は手術整復が行われることが多くなった。

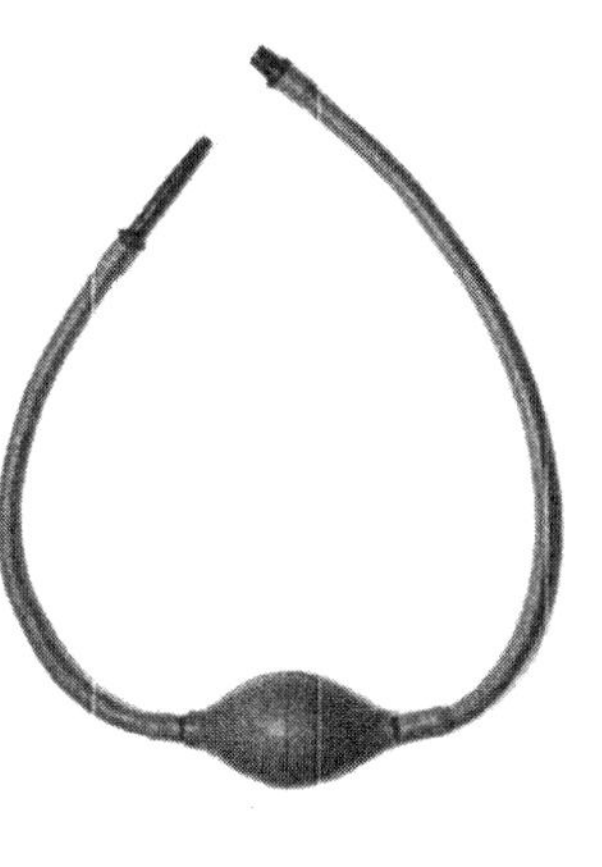

図10　ヒギンソン浣腸器［ポンプ式］

### (1) 注腸整復と手術整復

一九〇一年のイギリス医学会で外科医バーナード・ピッツは、聖トーマス病院に入院した腸重積の患者一一五例のリストを報告した[23]。このリストによると、一八七五年から一八九〇年までの前期一六年間に二六例、一八九一年から一九〇〇年までの後期一〇年間には八九例が入院している。このロンドンの大病院でさえ、一八七五年まで腸重積の入院はほとんどなく、一八九〇年代から急激に増えている。症例が増加した原因は、腸重積が流行したからではなく、腸重積の診断が進歩したからだと考えられていた。

前期一六年間には、二六例のうち、手術だけを行ったのは五例、注腸だけを行ったのは一三例、注腸後に手術したのは四例、状態が悪いため何もできなかった例は四例だった。一方、後期一〇年間には、八九例のうち、手術だけは六六例、注腸だけは一四例、注腸後に手術したのは六例、何もできなかったのは三例だった。

注腸整復だけを行った場合、前期は一三例中六例［四六％］、後期は一四例中七例［五〇％］が治癒した。手術整復だけの場合、前期は五例中〇例、後期は六六例中二七例［四一％］が治癒した。注腸整復だけの成績に変化はほとんどない。手術整復だけの成績は後期に大きく改善したが、注腸整復の成績より良好というわけではない。

注腸整復は、前期には二六例中一七例［六五％］に行われたが、後期には八九例中二〇例［二二％］に大きく減少した。手術整復は、前期の二六例中九例［三五％］から後期には八九例中七二例［八一％］に倍増している。一八九〇年頃を境に注腸整復と手術整復の主客が逆転した理由は、注腸整復の二大問題が露呈したためだと考えられる。第一の問題は完全整復の確認で、整復の完了を目視できないことだった。第二の問題は腸の破裂で、ふいごやポンプが用いられていたため、整復圧をコントロールできず、腸がしばしば破裂したことだった。

### （2）注腸整復の整復圧

一八六四年に腸重積の診断基準を提唱したグレイグは、空気整復を五例に行い、四例に成功したと報告した。[24] この後、診断の進歩とともに、空気整復や注水整復はかなり流行したと思われる。しかし、注腸整復に関する安全基準がなかったので、過大な整復圧による腸の破裂が頻発した。その問題が表面化したのは、一八八〇年代である。

一八八四年にイギリスの外科医ブライアントは、空気整復によって腸が破裂した三例の腸重積を報告した。[25] 一八八六年にニューヨークの医師フォレストは数体の遺体で行った実験に基づき、成人では静水圧を一五ポンド毎平方インチ、小児では六ポンド毎平方インチまで上げても安全であると主張した。[25] 前者は一〇メートル水柱圧、後者は四・二メートル水柱圧に相当するので、これはかなり高圧である。一八九一年にイギリスの外科医モーティマーは、二一体の乳幼児の遺体で実験を行い、静水圧を四フィート以上に上げると腸の漿膜に亀裂が入ることを明らかにした。[25] モーティマーの実験の目的は、安全な整復圧を求めることではなく、注腸整復の危険性を明らかにすることだった。注腸整復は四フィート水柱圧という低圧でも腸が破裂する危険があるので、開腹手術を優先するべきだと主張したのである。

### （3）ヒルシュスプルングの注腸整復

その後、西欧ではイギリスを中心に、腸重積の治療では即時の開腹手術が第一選択とされるようになった。つまり、これは腸重積に試験開腹術が容認されたということである。前章で述べたように、一八九〇年頃まで、試験開腹術に対する風当たりは強かった。腸重積の正診率は向上したとはいえ、ピッツの統計から分かるように、開腹手術の成績はまだ低いままだった。それなのに、なぜ試験開腹術が受け入れられたのだろうか。

その理由には、消毒法によって開腹手術の成績が向上しつつあったので、注腸整復という非手術的な治療法の普及を押しとどめようとする外科医の思惑があったのではないかと思う。ともあれ、二〇世紀はじめには腸重積や虫垂炎の治療方針について内科医と外科医の激しい対立があり、とくに注腸整復を敵視する外科医の発言が目立っていた。[26] 一九〇三年にカッセルで催された「ドイツ科学者医学者協会」では、それを象徴するような出来事があった。[27]

デンマークの小児科医ヒルシュスプルングは、一八七六年に腸重積の注腸整復の最初の成功例を報告した後、着々と経験を重ね、一八七七年に八例、一八八四年に一九例、一八九四年に六四例を報告した。一九〇三年のカッセルのドイツ科学者医学者協会で、ゲッティンゲンの外科医ブラウンが腸重積一五例の経験を報告した後、ヒルシュスプルングはそれまでに腸重積九六例を経験し、五、六〇%を非観血的治療で治したと述べた。ブラウンは症例の多さと治癒率の高さに驚き、「すべての症例で腸重積という診断は確実か、すべて最近の症例なのか」と尋ね、座長のマデルングも「症例の五、六〇%が手術せずに治せるのか」と尋ねた。ヒルシュスプルングは彼らの疑念を晴らすため、一九〇五年にそれまでに経験した腸重積一〇七例を表にして報告した。[28] 一〇七例のうち六五例

［六一％］が治癒し、四二例［三九％］が死亡していた。

しかし、一九〇六年[29]にドイツの外科医ウィルムスがヒルシュスプルングの論文の不備を指摘し、ヒルシュスプルングへの不信感は消えなかった。一九一三年[30]にヒルシュスプルングに学んだ小児科医コックとエルムがブラウンとウィィルムスの批判に対して反論したが、欧米では第二次世界大戦後まで、注腸整復は行わず、即時手術を行うという考えが一般的だった。

### (4) 注腸整復の確立

一八九三年[31]にハッチンソンは「注腸整復と手術整復は競合するものではなく、一方が他方を補完するものである」と述べた。二〇世紀はじめ頃[32]、オーストラリアの外科医クラッブは「注腸整復と手術整復を比較し続けることほどばかげたことはない」と述べ、すべての腸重積の患児に対し、手術台に寝かせて麻酔をかけた上で、ヒギンソン注射器でオリーヴ油を注腸した。これによって手術を免れた患児は、全症例の約一割だったという。

一九二六年[33]にクラッブの教え子のヒプスレーは、一九一八年から一九二六年までに経験した腸重積一〇五例の治療成績を報告した。そのうち、すぐに手術されたのは五例だけで、ほかの一〇〇例は手術室の隣で麻酔をかけて注腸整復が行われた。このうち六二例が注腸で整復され、ほかの三八例は注腸整復に失敗した後に手術整復が行われた。一〇五例のうち一〇〇例［九五％］が治癒し、死亡率はわずか五例［五％］にすぎなかった。当時の注腸整復も手術整復も死亡率が三、四〇％だったことを考えると、これは驚異的な成績だった。

小児科医のヒルシュスプルングとは異なり、外科医のヒプスレーはすぐに手術できる準備を整えてから注腸整復を行った。また、注腸整復の手技を詳しく説明した。それゆえ、ヒプスレーのやり方は、その後の注腸整復の基礎になった。しかし、それは第二次世界大戦後のことである。注腸整復の普及はきわめて遅かった。[34]ヒプスレーが勤務する病院でさえ、一九二一年から一九三五年までに腸重積を治療した外科医一〇人のうち七人は即時手術を行っていた。

注腸整復の二大問題については、ヒプスレーは次のように対処した。腸の破裂は、生理食塩水を三フィート六インチ以下の高さの静水圧で注腸整復を行い、ほぼ回避することができた。一例だけ腸破裂を経験したが、それは注腸整復で加圧しているときに腹部を触診したため、大きな圧力がかかったことが原因だった。そのため、その後ヒプスレーは加圧中に徒手整復を行うことを強く戒めた。完全整復の確認は、生理食塩水の小腸内逆流による腹部膨満、回収した生理食塩水内の正常便や気泡、腸重積腫瘤の消失などによって行い、不安が残る場合は小さな開腹創から整復の完了を確認した。これにより、不完全整復の見過ごしは一例もなかった。そのため、ヒプスレーはX線撮影による整復確認の必要を認めなかった。

## (5) 放射線医学と小児外科学の誕生

一八九五年にドイツの科学者レントゲンがX線を発見すると、消化管に造影剤を注入し、X線撮影やX線透視がすぐに行われるようになった。これは腸重積の診断にも応用され、一九一三年にアメリカの外科医ラッドはその有用性をはじめて報告した。ラッドは造影剤の注腸による部分的な整復も試みたがうまくいかなかった。当時のX線撮影は手間がかかり、X線透視は暗室で行われていた上に装置が未熟で映像が不鮮明だった。一九二六年にヒプスレーがX線撮影を「面倒で時間の浪費だ」と述べたのも無理はなかった。[35]

一九二七年になると、X線透視下で腸重積の整復に成功したことが、四者からそれぞれ独立して報告された。すなわち、アメリカの小児科医レタン、アメリカの外科医スティーヴンス、スウェーデンの放射線科医オルソンと外科医パリン、フランスの外科医プーリカンとマルニエールの四者である。彼らはみな患者に麻酔をかける必要を認めず、徒手整復を併用したが、基本的に静水圧を用いて整復圧を制御した。X線透視下の整復のもっとも大きな利点として、彼らが口をそろえて指摘したのは、特有な造影所見によって腸重積の診断を確定でき、その所見の消失によって完全な整復を確認できるということだった。[36][37]

しかし、腸重積の透視下整復はなかなか普及しなかった。その理由は、X線透視装置が未熟だったこともあるが、何よりも外科医の反対が大きかった。一九三九年にデンマークの放射線科医ノルデントフトは次のように述べている。[38]

透視下の整復がデンマークで支持されてきたのは、この基礎が実際に[ヒルシュスプルングやモンラッドによって」よく準備されていたからである……ほかの国では事情が異なる。フランスでは、一九二七年にプーリカンがバリウム注腸を提案したとき、即時手術が広く認められた唯一の治療法だった。彼やフルショーなどの外科医のおかげで……バリウムによる整復はかなり進歩を遂げ、多くの断固たる手術支持者も、手術をより簡単にする手段として、部分的な整復を得るためにバリウム注腸を使用している。イギリス、アメリカ、ドイツでは、この方法は支持されていないようである。

X線透視下で静水圧を制御することにより、注腸整復は完全整復の確認と腸の破裂という二大問題を解決した。しかし、それにもかかわらず、外科医はすぐに手術整復を行うべきだという主張を変えなかった。[39] 一九三四年に外科医ラッドは次のように述べている。

私たちはすべての注腸整復に反対している。この治療法が採用されている診療所では、整復が不可能なため、または完全に整復されたことを確認するため、かなりの数の症例が外科に送られる。手術は必然的に遅れ、患児は少ない余力を使い果たすことになる。

ラッドは第一次大戦後から小児外科に専念するようになり、後継者のグロスとともに、腸重積の手術成績の改善に努力していた。一九〇八年から一九三二年までの二五年間に三七二例の腸重積を手術し、三〇八例［八三％］で整復に成功したが、整復できなかった腸重積は切除したりバイパス手術が行われた。[40] ラッドとグロスは新領域の小児外科の旗手であり、腸重積の治療は即時手術に限るという彼らの主張は世界に大きな影響を与えた。彼らの手術成績は着実に向上し、一九五三年にグロスが『小児外科学』を上梓したとき、ラッドとグロスが手術した腸重積は七〇二例に及んでいた。[41] グロスは次のように述べている。

一九〇八年から一九一二年までの五年間に死亡率は五九％に達したが、その後は徐々に減少した。一九四八年から一九五〇年までの三年間では、九二例の手術に死亡例はない。この劇的な改善は、迅速な診断と優れた手術治療の組み合わせによるものである。

## 7．現在の腸重積の治療

以上のように、腸重積の治療としては、古くから非観血的治療の注腸整復と観血的治療の手術整復があったが、麻酔法と消毒法が開発されてから、つまり近代外科が誕生してからは、注腸整復はあまり顧みられず、手術整復が広く行われていた。しかし、死亡率を比べれば、注腸整復のほうが優れていることは明らかだった。

一九三三年のアメリカ外科学会で、シカゴの外科医ミラーは腸重積二〇例を手術して九例四五％を失ったと報告し、オーストラリアのヒプスレーとの違いを嘆いた。この報告後の討論で、ラッド[42]

は一九〇八年から五年間の死亡率は三二例中一九例五九％だったが、最近五年間は九〇例中一三例一四％に改善していると述べ、注腸整復は危険だと強調した。[43] この討論を聞いたジョンズ・ホプキンズ大学のルイス外科学教授は、この遣り取りを学生たちに話した。この話にひとりの学生が強い関心を抱いた。マーク・ミッチェル・ラヴィッチである。

ラヴィッチは卒業後にブレロック教授の主宰する外科学講座に入局し、[44] 一九三九年に上司の許可を得てバリウムを用いて透視下で行う腸重積の整復［バリウム注腸］の臨床研究をはじめた。医局員もバリウム注腸に協力するようになったが、一九四三年から一九四六年まで出征したため研究は中断せざるを得なかった。帰省後は、全例にバリウム注腸が行われるようになった。一九四八年にバリウム注腸をはじめて報告したとき、一九三九年から一九四七年までに行われた手術整復による死亡は二一例中五例二四％だったのに対し、バリウム注腸の二七例に死亡例はなかった。その後、一九五〇年に三二例［このうち一〇例は直後に開腹］、一九五二年に五七例、一九五八年には七七例［二四例は直後に開腹］と経験例を増やしたが、死亡例はなかった。

ラヴィッチの整復法は、ヒプスレーの方法を真似たもので、死亡率も大差はなかった。違いは、ラヴィッチがX線透視を用いたこと、注腸整復中の徒手整復を絶対禁忌にしたことぐらいだと思う。しかし、ラヴィッチの影響はヒプスレーよりはるかに大きかった。ラヴィッチの報告後、透視下の注腸整復は全世界に広まった。その理由のひとつに、第二次大戦後にアメリカが世界の医学界の中心になったことがある。もうひとつは、ラヴィッチの報告後、X線透視装置が急速に発展し、透視下の注腸整復が容易になったことである。

その後、腸重積の治療は、X線透視下のバリウム注腸整復が第一選択として行われるようになった。しかし、バリウム注腸で腸が破裂すると、バリウムが腹膜や腹部臓器に粘着し、重篤な腹膜炎を起こすことが明らかになった。そのため、バリウムに代わる造影剤として、現在は[45]空気や[46]水溶性造影剤を用いて注腸整復が行われるようになっている。

---

(1) Bonet T : Sepulchretum sive anatomica practica. Lib 3, Sec 14, Obs 20, pp.226-229, 1700

(2) Hunter J : On introsusception. Transactions of the Society for the Improvement of Medical and Chirurgical Knowledge 1 : 103-118, 1793

(3) Rokitansky CF von : Über Darmeinschiebung. Medicinische Jahrbücher des kaiserlich-königlich Österreichischen Staates. Neueste Folge 14 : 555-599, 1837

(4) Alexander Monro tertius : The Morbid Anatomy of the Human Gullet, Stomach, and intestines. p.358, 1811

(5) Stephens H : A Treatise on Obstructed and Inflamed Hernia. p.143, 1829

(6) Dance JBH : Mémoire sur les invaginations morbides des intestins. Répertoire Générale d'Anatomie et de Physoilogie Pathologicues et du Clinique Chirurgicale 2 : 195-214, 1826

・Rokitansky CF von : Op cit, 1837. 腸重積の腫瘤の形状をソーセージにたとえ、下腹部の空虚感を指摘したのはこの論文が最初ではないかと思う。

・川満富裕「腸重積症の史的考察、特に五筒性腸重積症について」、『小児外科』三一、四四四-四四九、一九九九

（7）Greig D : On Insufflation as a Remedy in Intussusception. Edinb Med J 10 : 306-315, 1864 Oct

（8）Leichtenstern O : Ueber Darm-Invagination. Vierteljahrschrift für die Praktische Heilkunde 118/119 : 189-221, 120 : 59-108, 121 : 17-49, 1873/1874

・Leichtenstern O : Verengerungen, Verschliessungen und Lageveraenderungen des Darms. In Ziemssen's Handbuch der speciellen Pathologie und Therapie. Bd VII-2, pp.359-555, 1876. ライヒテンシュテルンは収集例から死戦期腸重積を除外した。死戦期腸重積 agonic intussusception は炎症を伴わない腸重積のことで、死亡直後の病理解剖で小腸に多く観察され、生前に症状はない。これは腸の輪状筋の痙攣であり、一個体に同時に多発し、腸の中に入り込む腸はきわめて短く、腸間膜はほとんど巻き込まれない。

（9）Thomson W : Abstract of Cases in which a portion of the cylinder of the Intestinal Canal, comprising all itscoats, has been discharged by stool, without the continuity of the canal beiny destroyed. Edin Med Surg J 44 : 296-331, 1835

・Brinton W : Intestinal obstruction. Lancet i : 528, 1859 May

寡聞ながら、漢方では腸重積の壊死脱落と思われる例の報告をまったく聞かない。それは、西洋医学では患者の体力維持のために滋養浣腸が行われていたが、漢方では単なる浣腸でさえ行われていなかったからだと思う。漢方に灌腸［浣腸］という用語はない。灌腸という中国語はソーセージという意味であり、日本で現在の意味に用いたのは一八一八年の新宮涼庭の著書『灌腸則』が最初と思われる。

（10）鯨骨（げいこつ）といってもクジラの骨ではなくヒゲのことである。また、オバインはアイルランドの外科医で、一八三〇年代にS状結腸に注水するゴム管を開発し、S状結腸や直腸の狭窄の拡張にも利用を勧めた。

（11）Simon G : Ueber die künstliche Erweiterung des Anus und Rectum. Verhandlungen der Deutschen Gesellschaft für Chirurgie 1 : 163-185, 1872

・Monrad S : Acute invagination of the intestine in small children, with special reference to symptoms, diagnosis and treatment. Acta Pediatr Stokh 6 : 31-52, 1926

(12) 以下の文献はライヒテンシュテルンによる。＊の印の文献は未閲覧。

① Velse CH : Op cit, 1742.

② Fiedler FA : Ein neuer Fall von Laparotomie. Magazin für die gesammte Heilkunde 2 : 232-263, 1817

③ Fuchsius : Ileus mit unüberwindlicher Verstopfung, als Folge einer Einschiebung der Gedärme, durch Operation geheilt. Journal der practischen Arzneykunde und Wundarzneykunst 60 : 42-64, 1825

④ Hachmann : Beobachtungen aus dem Gebiete der Kinderkrankheiten. Zeitschrift für die gesammte Medizin 14 : 289-303, 1840

⑤ Thompson WW : Op cit, 1836

⑥ *Hauff : Laparotomie wegen Darminvagination. Heidelberger Medicinischen Annalen 8 : 428, 1842

⑦ *Pirogoff : Vermischte Abhandlungen aus dem Gebiete der Heilkunde. p.150, 1852

⑧ Wells TS : Intus-susception of coecum and colon replaced by gastrotomy. Trans Path Soc 141 : 170-171, 1863

⑨ *Servier : De l'occlusion intestinale. 1870

⑩ Hutchinson J : Op cit, 1874

(13) 近藤均訳『疾病について』第三巻、第一四節。大槻真一郎編集「ヒポクラテス全集」第二巻三三三頁、一九九七。ライヒテンシュテルンによると、このほかにカリストスのディオクレスは鉛玉を内服させていたという。その後、フランシスクス・シルヴィウスは金玉や銀玉を用いた。また、パレはマリアヌス・サンクトゥスが三ポンドの水銀を水といっしょに内服させて糞詰まりを治したと述べている。

(14) Hoffmann F : System of the Practice of Medicine. vol 1, p.500-504, revised Duncan A, 1783. 一七一八年から一七四二年までに出版された全九巻の本が英訳されて二巻にまとめられた。ホフマンは空気注腸だけでなく、さまざまな疾患に対し、液体の大量注腸やいろいろな薬物の注腸を勧めている。タバコ注腸はアメリカ大陸からタバコとともにヨーロッパに伝わったインディアンの風習である。一七世紀のシデナムや一八世紀のハイスターが称揚したが、一九世紀前半に衰退した。

(15) Haller A von : Elementa Physiologiae Corporis Humani. Tome 7, p.95, 1757

・Haller A von : Pathological Observations chiefly from Dissections of Morbid Bodies. pp.53-55, 1756.

(16) Brockbank W, Corbett OR : De Graaf's "Tractus de Clysteribus". J Hist Med Allied Sci. 9(2): 174-90, 1954 Apr

・Videmar J de : Machinae ad ileum curandum casu inventae descriptio et usus. 1765

・Bureau J : Case of an Ileus, with Observations on an Hydraulic Machine. Mem Med Soc Lond 2 : 227-235, 1789

・De Haen A : Ratio Medendi. Vol. 15, chap. 4, p.148, 1773

(17) Johnson J : Supplemental Review of Practical Medicine. Medico-Chirurgical Review 2(8)595-652, 1820 Apr 1

Blacklock A : On inflation of the bowels. Glasgow Medical Journal 4 : 138-140, 1831

(18) Leichtenstern O : Ueber Darm-Invagination. Vierteljahrschrift für die Praktische Heilkunde 121 : 35, 1874

・Wood J : A case of intus-susception, with stercoraceous vomiting, cured by inflating the bowels with atmospheric air. Boston Medical and Surgical Journal 11 : 191-193, 1835

・Mitchell S : Intussusception in children. Lancet i : 904, 1838 March

・Gorham J : Observations on intus-susception, as it occurs in infants. Guy's Hospital Reports 88 : 330-353, 1838. ゴーラ

ムはこの論文を書いたとき二四歳にすぎず、ライヒテンシュテルンがいうような大家ではなかった。

(19) Friedenwald J, Morrison S : The history of the enema with some notes on related procedures. Bull Hist Med 8 : 68-114, 239-276, 1940 Jan & Feb

(20) Hirschsprung H : Et Tilfaelde af subakut Tarminvagination. Hospitals-Tidende 3 : 321-327, 1876

(21) Higginson A : Ether Inhaler : Stomach-pump and enema, without valves or stopcocks. Lancet i : 239-240, 1847 Feb

わが国では、ヒギンソン注射器はエネマシリンジと呼ばれ、二〇世紀末になってもこれを用いて腸重積の整復を行う大病院の小児科医がいた。

(22) Phillips B : Op cit, 1848

・Treves F : The treatment of intussusception. Brit Med J i : 6-9, 1885 Jan 3

(23) Pitts B : Discussion on the treatment of intussusception in children. Brit Med J ii : 574-583, 1901 Sept

(24) Greig D : Op cit, 1864

(25) Bryant T : The mode of death from acute intestinal strangulation and chronic intestinal obstruction/ Brit Med J ii : 1001-1005, 1884 Nov

・Forest WE : Intussusception in children. American Journal of Obstetrics and Diseases of Women and Children 19 : 673-697, 1886 July

・Mortimer JD : On the treatment of intussusception by injection or inflation, and its dangers. Lancet i : 1144-1146, 1891

(26) Albutt TC : The Historical Relations of Medicine and Surgery to the End of the Sixteenth Century. 1905

・Owen E : What is intussusception: How should it be dealt with ? Brit Med J ii : 573-574, 1901 Sept

・Fraser J : Surgery of Childhood. vol 2, p.847, 1926. 外科と内科の対立についてはオルバットを参照。オーウェンは

「浣腸によって腸重積を整復する医師がいることは災難にほかならないと考えている」と述べ、フレイザーは「腸整復の注腸整復には歴史的な関心しかない」と述べた。

(27) Braun H : Darminvagination. Berliner Klinische Wochenschrift 40 : 901-902, 1903
・川満富裕「ヒルシュスプルングと腸重積の高圧注腸整復」。『外科』五四、二七七-二八〇、一九九二

(28) Hirschsprung H : 107 Fälle von Darminvagination bei Kindern, behandelt im Königin Louisen-Kinderhospital in Kopenhagen waerend der Jahren 1872-1904, Kurze tabellarische Darstellung. Mitteilungen ausden Grenzgebiete der Medizin und Chirurgie 14 : 555-574, 1905. ヒルシュスプルングはこの論文を書いた目的について、臨席していた外科医は「慇懃に驚きを示したが、不信感が露わだったので、時間が許せばすぐに、私が診たすべての症例を表形式で簡単に説明することにした」と述べている。そのため、論文の内容は症例と診断の説明に終始し、治療法の説明は表に記載されているだけである。表に記載された治療法は、七三例には注腸整復や徒手整復が行われ、八例は注腸整復や徒手整復を行った後に手術整復、一六例はすぐに手術整復が行われた。残りの一〇例は記載がない。また、ヒルシュスプルングは静水圧を用いていたとする論文が多いが、この表には浣腸用の注射器かクリソポンプを用いたことが明記されている。

(29) Wilms M : Der Ileus. Pathologie und Klinik des Darmverschlusses. Deutsche Chirurgie, Lieferung 46, pp.712-714, 1906.

(30) Kock A, Oerum HPT : Die Darminvagination im Kindesalter, durch ca. 400 dänische Fälle beleuchtet. Mitteilungen ausden Grenzgebieten der Medizin und Chirurgie 25 : 293-382, 1913

(31) Hutchinson J : Archives of Surgery. vol 4, p.25, 1893

(32) Clubbe CPB : One hundred consecutive laparotomies for intussusception in children. Brit Med J i : 1327-1328, 1905 June

(33) Hipsley PL : Intussusception and its treatment by hydrostatic pressure : Based on analysis of one hundred consecutive

cases so treated. Med J Aust ii : 201-206, 1926. 一〇五例のうち、五例はすぐに手術整復が行われ、全例が治癒した。六二例は注腸整復に成功したが、このうち一八例は小さな開腹創から整復が確認され、手術後に一例が死亡した。三八例は注腸整復が失敗した後に手術整復が行われ、三四例が治癒し、四例が死亡した。

(34) Hipsley PL : Intussusception. Brit Med J ii : 717-721, 1935 Oct

(35) Ladd WE : Progress in the diagnosis and treatment of intussusception. Bostn Med Surg J 168 : 542-544, 1913 April 10

(36) Retan GM : Nonoperative treatment of intussusception. Am J Dis Child 33 : 765-770, 1927

・Stephens VR : Ileocecal intussusception in infants with special reference to fluoroscopic findings. Surg Gynecol Obstet 45 : 698-700, 1927

・Olsson Y, Pallin G : Über das Bild der akuten Darminvaginatio bei Röntgenuntersuchung und über Desinvagination mit Hilfe von Kontrastlavements. Acta Chir Scandi 61 : 371-383, 1927

・Pouliquen, de la Marnierre : Indication du lavement bismuthé dans certaines formes d'invaginations intestinales. Bulletins et Mémoires de la Société de Chirurgie 53 : 1016-1021, 1927

(37) カニ爪 crab's claw またはコイルバネ coiled spring 状の陰影

(38) Nordentoft JM : The Conservative Treatment, with Barium Enema, of Intussusception in Children. Acta Radiologica, 20 : 128-136, 1939

(39) Ladd WE, Gross RE : Intussusception in infancy and childhood. Archive of Surgery 29 : 365-384, 1934. ラッドはボストン小児病院の非常勤医だったが、一九二七年に外科医長となり、一九四七年にグロスに引き継いだ。

(40) 整復できない腸重積を切除した場合、腸の断端はすぐに吻合するか、人工肛門にされた。切除せずにバイパス吻合をつくった場合、腸重積はそのまま腹腔にもどされた。輸液療法が導入されたにもかかわらず、これらの手術の成績はどれも悪かった。一九四〇年代から、ミクリッツ手術［腸重積を前置した後に切除して人工肛門とし、一週間後にデュピュイトラン法で閉鎖する］が行われるようになった。さらに抗生剤が普及すると、手術成績は大きく改善した［ミクリッツ手術についてはSGO 69 : 327-332, 1939を参照］。一九五〇年代半ばから、整復できない腸重積は切除後すぐに端々吻合が行われるようになった。

（41） Gross RE : The Surgery of Infancy and Childhood. p.297, 1953. ラッドとグロスは、一九〇八年から一九二七年に二八二例［一〇四例死亡］、一九二八年から一九三九年に二〇二例［二七例死亡］、一九四〇年から一九四七年に一二六例［死亡例数の記載なし］、一九四八年から一九五〇年に九二例［死亡なし］を手術した。

（42） Miller EM : Acute intussusception. Ann Surg 98 : 706-712, 1933 Oct

（43） Ravitch MM : Intussusception in Infants and Children. preface, 1959

（44） Ravitch MM, MaCune R : Reduction of intussusception by barium enema. Ann Surg 128 : 904-917, 1948 Nov

・Ravitch MM, Morgan RH : Reduction of intussusception by barium enema. Ann Surg 135 : 596-605, 1952 May

・Ravitch MM : Intussusception in Infancy and Childhood. New Engl J Med 259 : 1058-1064, 1958 Nov

（45） Fiorito ES, Cuestas LAR : Diagnosis and treatment of acute intestinal intussusception with controlled insufflation of air. Pediatrics 24 : 241-246, 1959 Aug

（46） 川満富裕、長島金二ほか「乳幼児腸重積症における6倍希釈ガストログラフィンによる高圧注腸整復」『小児外科』一九、一二九-一三七、一九八七

# 第九章　急性虫垂炎の歴史

第一章で述べたように、急性虫垂炎は急性腹症の中でもっとも多い。それにもかかわらず、今まで述べてきたイレウスや腸閉塞の歴史に、虫垂炎に関する記述はほとんどみられない。腸重積などのほかのイレウスと比べると、虫垂炎は新しい病気だからである。虫垂炎が独立疾患として認識されたのはかなり遅かった。一八世紀には、イレウスに多くの原因があることが知られるようになったが、ソヴァージュやカレンの疾病分類に虫垂炎に相当する病名は見当たらない。当時、虫垂炎は原因不明のイレウスや回腸苦とみなされていたからである。虫垂炎という病気がほかのイレウスから区別されたのは一九世紀はじめであり、虫垂炎という病名は一八八六年につくられた。したがって、一八世紀末までの虫垂炎に関する記述として知られている文献は、ほとんどが二〇世紀になってから発見されたものである。

## 1．虫垂[1]という構造物

虫垂は大腸の一部で、大腸は右下腹部から腹部を一周して肛門に続いている。その始まりの部分を盲腸と呼び、盲腸からしっぽのように出ている盲管を虫垂という。虫垂は哺乳類にしかみられないが、限られた種にしかなく、ヒトにはあっても、サルにはない。

ガレノスは人体解剖をしなかったので、盲腸は知っていたが、虫垂のことは知らなかった。虫垂に関する最初の記述は一五二二年のベレンガリオ・ダ・カルピの解剖書にあり、盲腸の付属物と呼んでいる。その形状を最初にムシ［回虫］にたとえたのはファロッピオだが、虫垂に関心をもつ解剖学者はまれで、盲腸と虫垂の区別、とくに用語上の混乱が続いた。一八世紀になってはっきり区別されるようになり、一七〇四年にフェルハイエンが虫垂という用語をつくり、一七一七年にモルガーニが虫垂の明快な図と解説を書いた（図11）。

わが国では、盲腸と虫垂に関する最初の説明は一七七四年の『解体新書』にあるが、虫垂は蟲腸と呼ばれた。その後、一八〇五年に『医範提綱』が蟲様垂と呼び替え、長い間この用語が用いられていた。現在の虫垂という日本語は一九三九年につくられた。

### 2．一八世紀末までの虫垂炎に関する報告

虫垂炎つまり虫垂の炎症は、適切な治療を行わなければ、虫垂が腫れ上がって破裂し、虫垂内の膿が腹腔に広がり、汎発性腹膜炎を起こし、患者は数日で死亡する。運がよければ、腹膜炎が虫垂の周囲に限局化され、右腸骨窩［右下腹部］に膿瘍が形成される。この膿瘍は、自壊して盲腸内や体表に排膿し、自然に治癒することがあった。しかし、この場合も病気が少し長引くだけで、結局

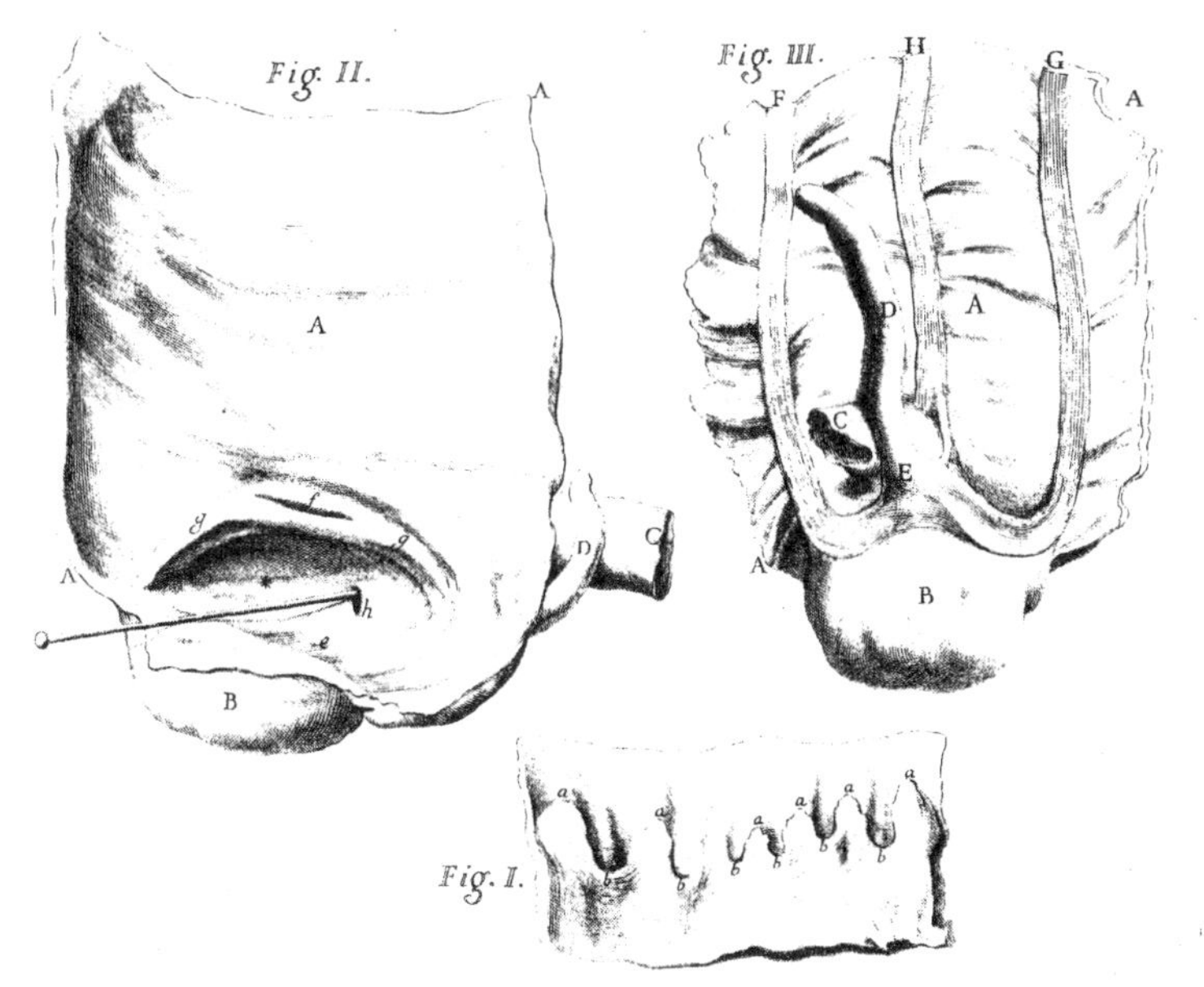


**図 11　モルガーニの盲腸**

Fig I：a 肛門柱、b 肛門陰窩、Fig II：A 結腸、B 盲腸外面、C 回腸、D 虫垂、e 盲腸内面、f 回盲弁、g 回盲弁小帯、h 虫垂口、Fig III：ABCD Fig II と同じ、E 虫垂基部、FGH 結腸紐

出典：Morgagni GB：Adversaria Anatomica Omina. p.113, 1719

は敗血症を起こし、多くの患者が死亡した。

虫垂炎による死者の腹腔内は腹膜炎のため混乱した状態だったので、病理解剖を行っても腹膜炎の原因が虫垂にあることが分からず、盲腸の背側の腸腰筋や結合組織の炎症に起因する腹膜炎と誤解されることが多かった。腹膜炎は一七六三年にフランスの病理学者ソヴァージュがつくった用語だが、腹(2)膜炎の病理学的な研究は一九世紀からはじまった。

ルネサンス以来、多くの剖検記録が報告され、まれながら右下腹部の病変といえる記録も散見される。たとえば、一五〇七年のベニヴィエニによる記録については、第二章で説明した［51頁］。しかし、虫垂という用語がつくられるまで盲腸と虫垂の区別はあいまいだったので、明確に虫垂の病変といえる報告は一八世紀まで現れない。一八世紀に報告された病変が虫垂炎として再発見されたのは二〇世紀になってからである。

**（1）フェルネルの報告**

一五六七年にフランスの医師フェルネルは、著書『普遍医学』の第二部「病理学」第六書第九章で、九歳女児の剖検記録を報告した。少女は下痢止めのマルメロの実を服用した後に死亡した。

死体[3]を開くと、盲腸が収縮して狭くなっているのが見つかった。通路の内部で壁に粥状のマルメロが付着して塞いでいたため、そこを通って先に進めなくなっていた。その結果、腐敗した刺激的な物質［糞便］は通過を妨げられ、異常に長くそこにとどまったため、腸が赤くなり、閉塞の場所から非常に近いところで腸に穴が開き、腹腔への道が開かれた。この穴からの流出物が腹腔を完全に満たしていた。

アメリカの外科医アシュハーストがこれを虫垂炎の記述とみなし、一[4]九〇五年に出版されたディーヴァー著『虫垂炎』第三版の中にはじめて記載した。アシュハーストは、一六世紀の解剖学者ヴェサリウスが虫垂を盲腸と呼んでいるので、フェルネルのいう盲腸も虫垂のことだと主張した。この主張が正しければ、このフェルネルの報告が急性虫垂炎に関する最古の報告になるが、現在アシュハーストの主張を支持する者はほとんどいない。

### (2) アミアンの報告

一七三六年にイギリスの外科医アミアンは、糞瘻を合併したヘルニアの手術中に虫垂切除に成功した症例について、次のように報告した。

患者[5]は一一歳の少年で、ヘルニアは乳児期から存在していた。アミアンは、合併した糞瘻はヘルニアの治癒によってのみ治癒できると判断した。彼は陰嚢の腫れを調べ、虫垂がちりばめられたピンで穴が開いているのを見つけた。いくつかの困難を伴って、彼は大網と虫垂を分離した。虫垂は二倍の大きさになっていた。瘻孔が予想されたため、虫垂は切断され、長さ一インチの断端が残った。ヘルニア嚢を取り除き、瘻孔を切除した。治癒は速やかで、断端の結紮糸は問題なく一〇日目に分離した。この手術には「三〇分近く」かかった。これは、外科医の技術と幼い男の子の頑健さへの賛辞である。

この報告は、一八二七年にメリエール、一八三四年にコープランドが簡単に言及し、一九〇五年にアシュハーストが詳しく説明したが、忘れられてしまっていた。しかし、一九五三年[6]にアメリカのクリーズがこの報告を再発見し、一九五四年[7]にイギリスの医学史家シェパードがクリーズの論文に脚光を当てたことにより、アミアンのこの手術は、虫垂炎の手術ではないが、最初の虫垂切除術として有名になった。

### (3) ハイスターの報告

虫垂炎に関する最初の記録は、ドイツの外科医ハイスターの報告とみなされている。一七五三年にハイスターは、過去の経験を書き記した著書『内科的、外科的、解剖学的な症例と観察』を出版し、一七一一年に行った剖検を次のように記録した。

第一一〇例目の観察[8]：盲腸の虫様突起［虫垂］の膿瘍について。

一八一一年一一月、アルトドルフの公立講堂で罪人の身体を解剖していたとき、小腸がとても湿っていて、数カ所で炎症を起こしているのを認めた。小血管に血液が充満し、ロイスの方法で赤ロウを注入したかのように美しかった。しかし、大腸の状況を説明しようとしたとき、盲腸の虫垂が不自然に黒く、通常より腹膜に密着していることに気づいた。そっと引っ張って剥離しようとしたところ、とても新鮮な死体だったにも関わらず、この処置によって虫垂の壁が壊れ、スプーン二、三杯の膿が排出された。この例は、身体のほかの部分と同じように虫垂にも炎症が発生し、膿瘍が形成されるという証拠になるだろう。しかし、これについて誰かが詳しく説明しているのは見たことがない。実際、虫垂のある場所で灼熱感と痛みに遭遇したとき、これに注意しなければならない。この人はこの部分にいくらかの痛みを感じていた可能性があるが、これについて情報を得ることはできなかった。このような症例では、私は、軟化剤と、アオイ、マシュマロ、カモミールの花などの抗炎症作用の穏和なハーブで調製し、ミルクで煮沸した浣腸を頻繁に行えば、患部に到達し、炎症を抑えたり、化膿を引き起こしたりするので、非常に役立つと考えている。または膿瘍を化膿にもたらすかもしれない、部分的にはその暖かさによって、部分的にはその抑制作用と散らし作用によって、膿瘍を開き、膿が便とともに排出され、それによって患者が救われるかもしれない。腹部のこの部分が壊死した場合、それはほとんど起こらないが、死が続くに相違ない。

この観察記録は一九〇五年にアシュハーストによって紹介された。ところが、一九二三年二月の『アメリカ医師会雑誌』［ＪＡＭＡ］に、カナダの医師がこの記録をはじめて指摘したという趣旨の投書が掲載された。アシュハーストはこれに抗議し、同年三月のＪＡＭＡに、この記録をはじめて紹介したのは自分だと主張した。いずれにせよ、この騒動でハイスターの観察記録が脚光を浴びることになった。しかし、実のところ、この記録は一八三四年にイギリスの内科医コープランドが『実

(9) (10) (11)

践医学辞典』ですでに報告している。

### (4) メスティヴィエの報告

一七五九年にパリの外科医メスティヴィエは、右下腹部膿瘍の剖検記録を報告した。患者は四五歳男性で、右下腹部に波動のある腫瘤が認められ、膿瘍と診断された。波動とは触診所見のひとつで、液体が貯留した袋を叩いたとき、袋の反対側に置いた手に感じる波に似た衝撃のことである。メスティヴィエは切開排膿を行って一パイントの膿を排出したが、患者はまもなくして死亡した。剖検記録は次の通りである。

まず、[12]盲腸から調べた。特別なことは何もなかったが、表面に斑点状の壊死が散在していた。虫垂はそれとはまったく異なり、虫垂を開くと皮殻のような大きなピンがみつかった。錆びてあちこちが崩れ、軽い力で折れそうなピンだった。この錆びは、湿気のためだけでなく、虫垂内容の刺激によるものでもあった。

私が今言ったことから、みつかったピンは(患者はピンを飲み込んだとは決して言わなかったが)、虫垂に長期間とどまっていたことがすぐに分かった。虫垂の壁を絶えず傷つけて問題を引き起こし、患者に死をもたらしたと推測される。

このメスティヴィエの報告は、一九世紀はじめには知られており、二〇世紀にハイスターの観察記録が再発見されるまで、一八世紀以前の虫垂炎に関する最初の報告とみなされていた。しかし、現在も虫垂炎に対する最初の手術記録であることに変わりはない。[13]

### (5) モルガーニの報告

コープの『急性腹症の歴史』によると、一七六一年にモルガーニが『病気の座と原因』で報告した約七〇〇例の中に、虫垂炎で死亡したと考えられる症例は一例しかない。患者は七四歳の老人で、激しい腹痛とショック症状で死亡した。[14]

腹部を開くと、肝臓の左葉が軟化し、全体的に腐敗していた。胃と腸とくに小腸は、赤いところや白いところがあり、黒いところもあった。しかし、腸骨の陥凹面を覆う筋肉［腸腰筋］に隣接する結腸の起始部［盲腸］は、この筋肉とともに広い範囲が壊死し、破れなければ分離できないほど癒着していた。そこから、腹腔にあった膿と混ざった白っぽい漿液は、腸内にあったのと同じものが漏れたと思われる。[15]

剖検では盲腸とその背後の筋肉が炎症と壊死を起こしていたので、モルガーニはこの炎症が盲腸の背側の結合組織か腸腰筋からはじまったと考えた。後述するデュピュイトランの主張は、このモルガーニの考えに由来すると思われる。しかし、デュピュイトランが現れるまで、以上のような虫垂炎に関係する記述が注目されることはなかった。

## 3．虫垂炎の疾患概念の起源

虫垂炎が独立した病気としてほかのイレウスから区別されたのは一九世紀はじめである。一八世紀まで、イレウスや回腸苦と診断され、病理解剖を行っても病気の所在が分からない例の報告はまれではなかった。一九世紀になると、その中でも虫垂の穿孔例と右腸骨窩［右下腹部］に膿瘍を形成する例がフランスで注目されはじめた。

### (1) 虫垂穿孔

一八二四年にルイエ・ヴィレメー[16]は、嘔気と嘔吐を伴う腹痛で発症し、発症から四日後と一〇日後に死亡した二人の若い男性を報告した。病理解剖では、虫垂が壊死と穿孔を起こし、右腸骨窩に漿液性の腹水が認められた。ルイエ・ヴィレメーの報告から数カ月後、メリエールは同様の急激な死亡例を経験して強い関心をもった。それから三年後の一八二七年七月にメリエールは、ルイエ・ヴィレメーが報告した二例、自験例四例、ほかの報告例二例、全部で八例の虫垂穿孔を集めて報告し、穿孔した原因は虫垂の炎症にあると主張した。

## (2) 右腸骨窩膿瘍

メリエールの報告と同じ頃、生前の症状は虫垂穿孔と似ているが慢性の経過をとり、病理解剖で右腸骨窩に膿瘍を認める例が報告されていた。それは慢性疾患であり、急性疾患の虫垂穿孔とは異なる病気と考えられていた。一八二八年にメニエールは一八例の右腸骨窩膿瘍を集め、「右腸骨窩の炎症性腫瘍」という論文で次のように述べている。

この膿瘍について報告した者はいないと考えていた。私の最初の観察は一八二四年の末に得られた。私は一八二六年一二月一五日に、オテル・デュの研修生の研究会で、この問題に関する論文を報告した。その後、同僚のダンス氏が同じ問題に関する論文を書いたことを知った。彼は一八二七年の第三・四半期にユソン氏と共著で『解剖学、生理学、臨床外科学宝函』誌に論文を掲載した。私の同僚で友人のポンソー博士は、一八二七年五月の論文に三例を報告した。最後に、同じ年の休暇中にデュピュイトラン氏がこの問題を臨床講義で採り上げ、私的診療で観察したこの病気の多数の例を報告した。[17]

これらの論文を報告順に並べ替えると、まず一八二七年五月にポンソー[18]が三例を報告し、次に同じ一八二七年にユソンとダンス[19]が八例、一八二八年にメニエールが一八例、最後は一八三三年にデュピュイトラン[20]が五例を報告した。重複例を除くと全部で三一例で、すべてが慢性の経過をとり、二七例が自然治癒した。死亡例は四例だけだったので、病理解剖による裏付けに乏しかったが、デュピュイトランはこの病気の原因を糞便の鬱滞による盲腸の炎症とみなし、盲腸周囲の結合組織に炎症が広がって膿瘍を形成したと考えた。一八二七年からその考えを臨床講義で披露していたが、その考えを掲載した『臨床外科講義』の初版が出版されたのは一八三三年だった。ユソンとダンスおよびメニエールは、デュピュイトランの考えに賛同して論文を書いたので、デュピュイトラン本人よりも先にその考えを公表することになった。

### (3) 盲腸炎の基礎概念

虫垂穿孔と右腸骨窩膿瘍は別の病気とされていた。しかし、メニエールの右腸骨窩膿瘍一八例には、メリエールが集めた虫垂穿孔八例のうち経過の長い一例が含まれていた。その症例については、一八三九年にデュピュイトランも言及した。この症例をめぐる三者の考えから盲腸炎という概念が生まれたと思われるので、少し詳しく説明する。

症例はMという四五歳の男性で、一八一二年に右下腹部に激痛が起こり、腫瘤が出現したが、保存的治療によって腫瘤は消退して腹痛は慢性化した。しかし、一八一五年二月にこの腫瘤が再発した。その病歴についてはメニエールの説明が簡潔である。

軽い肺炎の後、右腸骨窩に腫瘤が再発し、前回と同じ症状が起きた。同じ治療が行われ、三月一三日まで続けられた。前回の腫瘤は便塊とみなされていた。今回は、排便は順調なのに、腫瘤の大きさは変わらなかった。そのため、腫瘤は腸の外にあると考えられた。一四日、デュピュイトラン氏が呼ばれ、腫瘤に大きな波動を認めたので斜めに穿刺すると、赤みを帯びた悪臭のある薄い膿が大量に出てきた。痛みは急速に和らいだが、穿刺の傷は瘻孔になって大量の膿を出し、患者は衰弱し、肺炎が急速に悪化した。穿刺の傷による瘻孔とその近くに自然にできた瘻孔から膿が出てこないと下痢が起こり、膿が流出すると下痢が止まることが観察された。急性腹膜炎のあらゆる症状があり、四月二二日に死亡した。

病理解剖では、盲腸は正常だったが、右下腹部の腹壁の下に膿瘍があり、虫垂の先端がそこで欠損し、虫垂が膿瘍に開いているように見えた。

メリエールは虫垂の変化に注目し、病気の原因は虫垂にあると主張した。つまり、急性の虫垂穿孔が慢性の右腸骨窩膿瘍に移行したと考えたのである。しかし、膿には糞便の混入がなく、排泄された糞便には膿の混入がなかったので、糞便の蓄積による盲腸の病気が先行していた可能性もあると付け加えた。一方、メニエールは自分が集めた例と症状が似ているので、最初から盲腸の炎症が原因だったに違いないと考え、デュピュイトランもそう診断したと主張し、デュピュイトランの臨床講義で聞いたと思われる考えを展開した。

症例Mについては、一九三九年に出版されたデュピュイトラン著『臨床外科講義』[21]の第二版にも採り上げられた。その病歴はメリエールの論文からの丸写しである。この中でデュピュイトランは「教え子のメリエールの論文によって虫垂の病気に注目するようになった」と述べ、この症例の病気の原因は盲腸の炎症だという考えを主張した。

要するに、症例Mに関するメリエールの考えは正しかったが、メリエールにはその考えを貫く自信がなかった。メニエールはメリエールの考えに反対し、デュピュイトランはメニエールを支持した。また、メリエールをわざわざ「教え子」と呼んだことからうかがえるように、デュピュイトランは権威を誇示し、教え子たちは師に同調した。そのため、ヨーロッパではデュピュイトランの考えが流布し、これは盲腸の病気だという誤解が長く続いたといわれている。

### (4) 盲腸炎から虫垂炎へ

一八三〇年にドイツの内科医ゴールドベックは、学位論文のテーマに右腸骨窩膿瘍を採り上げ、デュピュイトランの考えに基づき、この病気を盲腸周囲炎と命名した。さらに、一八三七年にドイツの内科医アルベルスはデュピュイトランの考えを発展させ、この病気を盲腸炎と呼び、原因によって四つの盲腸炎に分類にした。すなわち、①単純盲腸炎、②盲腸周囲炎、③宿便性盲腸炎、④慢性盲腸炎という四つの盲腸炎を想定し、右腸骨窩膿瘍と虫垂穿孔は盲腸炎の合併症として起こると主張した。[22]

アルベルスの考えは、広く受け入れられたが、具体的な根拠に欠けた推論だった。一八九三年にフランスの内科医タラモンは、これについて次のように述べている。

実際のところ、アルベルスの概念は純粋に理論的なものである。それは、病理学者が要求できる唯一の厳密で確実な基準、つまり病理解剖によって提供される証拠を欠いている。死体で単純盲腸炎や宿便性盲腸炎を見た人は誰もいなかった。そのような診断が下された患者が死亡したとき、剖検では虫垂の穿孔、盲腸周囲の膿瘍、腹膜炎のいずれかが必ず見つかったが、盲腸の単純で孤立した炎症は決して見つからなかった。[23]

アルベルスの考えは半世紀以上も世界に君臨し、右腸骨窩膿瘍と虫垂穿孔は区別されなくなり、盲腸周囲炎や盲腸炎という病名が広く用いられた。しかし、虫垂穿孔の報告例がしだいに増えはじめ、一八二七年にメリエールがフランス語圏で集めたのは八例だけだったが、一八四三年にヴォルツはドイツ語圏で一〇例、一八五六年にアメリカのルイスはおもに英語圏で四七例を集めることができた。[24] 虫垂穿孔の剖検報告が増えると、アルベルスの推論は少しずつ崩され、この病気の原因は盲腸やその周囲組織ではなく虫垂にあるという考えが広がりはじめた。たとえば、一八六七年にアメリカの外科医パーカーは、盲腸炎の存在も認めたが、虫垂穿孔による膿瘍形成には、壊疽、潰瘍性穿孔、膿瘍形成の三段階があると主張した。[25] さらに、一八七九年にデンマークの内科医ヴィトは、盲腸周囲炎や盲腸炎の原因は虫垂にあると主張し、この病気を盲腸周囲炎や盲腸炎ではなく虫垂性腹膜炎と呼ぶことを提案した。

一八八〇年代になると、この病気が虫垂に起因するという考えは、アメリカの病理学者フィッツが病理解剖に基づいて確立したことにより、広く認められるようになった。[27] 一八八六年にフィッツは、文献から二〇九例の盲腸周囲炎と盲腸炎および二五七例の虫垂穿孔の報告を集め、盲腸周囲炎や盲腸炎と呼ばれていた病気はすべて同じ病気の一過程にすぎないと指摘し、右腸骨窩膿瘍や虫垂穿孔などはすべて虫垂の炎症からはじまると主張した。さらに、虫垂の炎症をappendicitisと命名し、すべての虫垂炎に早期手術を勧めた。アメリカでは、これを契機として、この病気の手術治療は膿瘍の切開排膿から虫垂切除術に大きく方向転換することになった。

## 4. 虫垂炎治療の発展

一八世紀まで、虫垂炎はイレウスや回腸苦として内科的に治療されていた。一九世紀になると、フランスで右腸骨窩膿瘍や虫垂穿孔として注目されるようになった。右腸骨窩膿瘍は、波動を認める例に切開排膿を行う者もまれにはいたが、膿瘍の自壊による自然治癒を期待する者が多かった。大外科医のデュピュイトランでさえ、開腹が必要な切開排膿を避け、内科的な治療を勧めた。虫垂の穿孔も内科的に治療された。一九世紀はじめには、麻酔法も消毒法もまだなく、開腹手術が恐れられていたからである。

右腸骨窩膿瘍が自壊排膿した例の報告は少なくなく、[28] 一八七三年にアメリカの外科医ブルは六七例の報告を収集したが、そのうち約半分の三四例が治癒していた。したがって、一九世紀半ばになっても自然治癒率は高いと考えられ、切開排膿を行うよりも内科治療を選び、膿瘍の自壊による自然治癒を期待する者が依然として多かった。しかし、一八四六年に麻酔法が生まれて以来、開腹手術への恐怖が和らぎはじめていた。盲腸炎や盲腸周囲炎が疑われる例では、診断が確実になるまで内科治療を行って待機し、波動によって膿瘍の存在が確認できれば、切開排膿を行う者が増えていた。さらに、膿瘍の疑いが強ければ、波動を触知できなくても切開排膿を行う者もいた。一八四八年にイギリスの外科医ハンコック[29]は、波動を認めない例で切開排膿に成功した一例を報告した。また、一八六七年にアメリカのパーカー[30]は、同様な四例を報告した。パーカーは、発症後五日目から一二日目までに膿瘍が形成されると考え、波動を触れなくても、この時期に切開排膿を行うことを勧めた。

ハンコックやパーカーが波動を認めない膿瘍に行った切開排膿は、診断が不確実な例を開腹すること、つまり試験開腹術を行うに等しかった。一八八〇年代には消毒法が普及し、試験開腹術への反対は勢いが衰えていた。アメリカの医師ノイエスによると、一八八二年までに早期の切開排膿が行われた盲腸周囲炎一〇〇例のうち、八〇例はパーカー以後の報告だったという。

一八八三年にイギリスの外科医テイト[31]は「医師が疑診を抱き、患者が危険な状態にあれば、試験的に開腹すべきだ」と述べている。さらに一八八四年にポーランドの外科医ミクリッツ[32]は、虫垂穿孔を消化管穿孔のひとつとみなし、消化管穿孔が疑われる例には腹膜炎があっても試験開腹術を行うことを勧めた。[33] 一八八四年にスイスの外科医クレンラインは、テイトとミクリッツの報告に鼓舞され、虫垂穿孔による腹膜炎に虫垂切除をはじめて行った。

一八八六年にフィッツは虫垂穿孔一七六例のうち六〇例［三四％］が発症後五日以内に死亡している[27]ことを明らかにした。これはパーカーの切開排膿の時期つまり発症後五日目から一二日目では遅すぎることを意味していた。フィッツは「汎発性腹膜炎の存在は手術の禁忌にはならない」と述べ、早期に治療するために試験開腹術を行うことを示唆した。また、盲腸周囲炎と盲腸炎の原因は虫垂炎であると指摘し、発症後五日以内つまり膿瘍ができる前の急性期に虫垂に対して何らかの手術を行う必要があることを強調した。フィッツは虫垂の摘出を示唆したが、その後アメリカでは、穿孔部の縫合閉鎖や穿孔部を含む虫垂の部分切除などの試行錯誤が行われ、最終的には虫垂全体の切除が行われるようになった。

フィッツのほかにも、[34] 一八八七年にアトランタのサザン医科大学の外科学教授ガストンが盲腸炎に試験開腹術を勧めた。ガストンは術前に虫垂穿孔を盲腸炎から区別できなければ試験開腹することを勧めたが、この大胆な提案はヨーロッパにも大きな影響を与えた。その後のアメリカでは、虫垂炎の手術については、試験開腹術はもはや当然のこととされ、いつ手術を行うかが議論されるようになった。すなわち、腹膜炎が起きはじめている急性期に手術すべきか、急性症状が落ち着いた間欠期に手術すべきかが議論された。

## 5．虫垂炎の早期診断

急性期に虫垂を切除する手術が虫垂炎の標準手術になったのは、一八八九年にニューヨークの外科医マクバーニーが推奨してからである。また、マクバーニーは次のように述べ、確実な早期診断には試験開腹術が必要なことを指摘した。

症状[35]をより注意深く研究することにより、貴重な時間を失うことなく、診断の困難を取り除くことができれば、私たちの方針は明確になり、手術をいつ行うべきか、いつ避けるべきかについて無力に躊躇する必要はなくなる。しかし、症状からだけで完璧な診断に到達するとは考えられない。診断にはさらに支援が必要で、どの治療方法を採用するかを決定するための積極的かつ迅速な手段が必要である。……将来、手術法が改善され、消毒法が完成し、病気の虫垂を検査する試験開腹術の危険が予想される治療よりもはるかに小さいことが示されれば、最良の治療法は何かという質問に対する答えはひとつしかない。

マクバーニーは手術した虫垂炎一一例［死亡は一例のみ］について報告し、虫垂炎の早期診断を容易にする方法を報告した。すなわち、虫垂炎に特有な「圧痛点」について次のように説明し、虫垂炎の早期診断と早期手術に大きく貢献した。

すべての例で指一本の圧迫で決まる最大の圧痛点は、腸骨前棘突起と臍を結ぶ直線上で、腸骨前棘突起から正確に一インチ半から二インチの間にある。

また、一八九五年にシカゴの外科医マーフィーは、一九四例の経験に基づき、この病気が典型的な経過を取ること、いわゆる「マーフィーの症状連鎖」について次のように述べた。[36]

虫垂炎のおもな症状は次の四つである。①急に腹痛が起こる。②すぐに嘔気が続き、嘔吐も起こる。③圧痛が右下腹部にあることが多く、虫垂の部位に局在する。④体温が上昇する。泌尿生殖器感染症、胆道病変、ポット病［脊椎カリエス］の既往がなく、これらの症状がこの順序で発生すれば、ほぼ間違いなく虫垂炎といえる。

さらに、マーフィーは腹痛が臍部痛から右下腹部痛に変化することを指摘した。一八九五年には手術した虫垂炎が二〇〇〇例に到達し、この経験から「症状はほぼ例外なくこの順番で起こるが、順番が違う場合は必ず診断に疑問がある。嘔気嘔吐や発熱が痛みより先に起こる場合は、虫垂炎ではないと確信している」と述べている。[37]

マクバーニーとマーフィーの研究により、急性虫垂炎の診断率はかなり改善され、アメリカにおける虫垂炎の早期手術は大きく前進した。しかし、虫垂炎と診断することが困難なことも少なくなく、一九世紀末には輸液療法も抗生剤もなかったので、虫垂炎の死亡率は高かった。それゆえ、アメリカでは、診断が確実になるまで待機するより、診断が疑わしい例でも試験開腹術を行う方が安全だと考えられるようになった。そのため、虫垂炎が疑われればすぐに開腹されるようになり、虫垂炎の手術は症例数が激増した。

## 6．ヨーロッパにおける虫垂炎の治療

虫垂炎の手術治療については、アメリカは先進国だった。一九世紀末、アメリカでは虫垂炎の手術治療が増加したが、一八八〇年代のヨーロッパ諸国ではまだ内科治療が主流であり、手術治療が行われたとしても急性期ではなく間欠期に行われていた。

ヨーロッパの中ではフランスが比較的進歩的だったが、一八八二年の暮れに首相のレオン・ガンベッタが盲腸周囲炎と診断されたとき、パリの外科医たちに手術しようとする者はおらず、首相は内科治療を受け続け、四四歳の若さで落命した。[38]

一八八七年九月にイギリスの外科医トレヴズは盲腸炎の手術治療を提案した。腹膜炎のある急性期に行われる早期手術ではなく、再発性虫垂炎［慢性虫垂炎］の間欠期に手術することを勧める穏便な提案だった。それにもかかわらず、トレヴズによると、「熱心な支持」は得られなかったという。[39]内科治療を支持する者がまだ多かったからである。

このような時代に、アメリカの積極的な虫垂炎治療をヨーロッパに伝えたのは、スイスの外科医[40]

ルーの下でインターンをしていたクラフトだった。クラフトはルーの勧めで学位論文のテーマを盲腸周囲炎に決め、ドイツのフォルクマンの下で研修していたときに論文を書き上げ、一八八八年にフランス語、一八八九年にドイツ語で発表した。クラフトはこの論文でフィッツやガストンの論文を引用し、この病気には早期手術が必要だと結論した。しかし、クラフトは学位論文に虫垂炎という言葉を用いなかった。その代わり、pérityphlite appendiculaire stercorale perforatrice という長々しい病名を用いたが、その理由を次のように説明している。

Appendicite という用語は現在広く用いられている。それはアメリカ人によってつくられた。五年前のある晩、フォルクマン教授に盲腸周囲炎に関する私の論文の概要を説明したが、うっかり新しい用語 appendicite を使ってしまった。教授は驚いて椅子から飛び上がった。「いやいや、そんな言葉はいけません。Appendix はラテン語で、語尾の ite はギリシャ語です」。彼は小さな梯子を上り、書棚の一番上からギリシャ語の辞書を降ろし、「Prosphysite もよくありません。そうだ、pérityphlite appendiculaire がよいでしょう」と話した。私は新しい病気をもっと正確に説明するため stercorale perforatrice を付け加えた。(41)

クラフトを指導したルーもフォルクマンもクラフトの考えを受け容れ、一八八八年にフォルクマンは盲腸炎二例の手術に成功し、一八八九年にルーは手術で治した盲腸周囲炎六例を報告した。

ルーは一八九〇年に虫垂炎［仏語で appendicite］という病名をヨーロッパにはじめて紹介し、その後この病名は世界中に広く知られるようになった。しかし、フォルクマンのように古代語に造詣の深い教養人は、虫垂炎という用語に強い拒絶反応を示した。一九〇二年にイギリスのトレヴズは次のように述べている。

「虫垂炎」という病名は、フィッツによって一八八六年の論文で提案され、粗野で正確さに欠けているが、すぐに医学の無骨な命名法に居場所を見つけた。多くの学者が抗議したにもかかわらず、この言葉は広く使用され、さらに一般の人々の寛大な支援を受けている。[42]

クラフトの考えはアメリカに逆輸入された。[37] アメリカのマーフィーが一八八九年三月にはじめて虫垂手術を行ったのは、クラフトの論文を読んで鼓舞されたからだった。前述したように、アメリカの虫垂炎の手術治療はその後に発展した。

ヨーロッパでも手術治療を勧める者が少しずつ増え、外科学会で議論が繰り返されるようになった。しかし、早期手術を主張する者は少数で、一八九九年のパリ外科学会では、内科治療で病状が落ち着いた間欠期に手術するという考えが優勢だった。また、一八九九年のドイツ外科学会でも同様だった。この傾向は第一次世界大戦の頃まで続いた。

イギリスでは、第一章で述べたように、一九〇二年に国王のエドワード七世が手術されて以来、虫垂炎の患者は最初から外科病棟に入院することが増えはじめ、虫垂炎の手術治療に関する議論が盛んになった。しかし、一九〇五年の王立内科外科学会では、虫垂炎症例の術後経過に関する討論があったが、虫垂炎の早期手術に関する議論はまったくなかった。[43]

ヨーロッパでは、イギリス国王の虫垂炎の手術後、多くの若い外科医が虫垂炎の早期手術を主張するようになった。第一次世界大戦後になると、開腹手術の安全性が向上し、アメリカと同じように、虫垂切除術の症例数が激増した。

## 7．陰性虫垂切除術 negative appendectomy

虫垂切除術が普及すると、新たな問題が明らかになった。

これまで述べてきたように、虫垂炎の手術は基本的に試験開腹術である。手術する前に虫垂炎という診断を確定することは困難だからである。したがって、虫垂炎の手術は、患者の病気は虫垂炎であるという想定の下で行われるので、開腹してみたら病気の虫垂ではなく正常な虫垂が発見されるという想定外のことが起こり得る。この見込み違いの開腹手術は二〇世紀末頃から「陰性虫垂切除術」と呼ばれるようになった。要するに、術前診断の誤診である。[44]

一九〇五年にイギリスで催された王立内科外科学会の討論会で、トレヴズは基調演説を行い、虫垂を切除した後にほかの病気だったことが判明した四五例について報告した（**表5**）。これは「陰性虫垂切除術」に関する最初の報告ではないかと思われる。トレヴズは一八八七年から一九〇二年までに一〇〇〇例以上の虫垂切除術を行っていたので、その「陰性虫垂切除術」の発生率は約四・五%だったことになる。

これらの患者では、手術前の愁訴は手術後もまったく改善されなかった。トレヴズが潔く認めたように、患者からみれば、この手術は「多かれ少なかれ完全な失敗」である。しかし、演説後の討論で、トレヴズに対する批判はなかった。虫垂炎の手術が試験開腹術である限り、見込み違いはつねに起こり得る問題である。それゆえ、このような「失敗」つまり「陰性虫垂切除術」はやむを得ない必要悪とみなされたのではないかと思われる。

**表5　静止期の虫垂切除後に不完全な治癒を訴えた患者**［Treves、1905年］

| | |
|---|---|
| 1. 虫垂の不完全切除 | 2例 |
| 2. 卵巣疾患の併存 | 9例 |
| 3. 持続性または再発性大腸炎 | 8例 |
| 4. 持続性の局所痛 | 7例 |
| 5. 神経衰弱または心気症 | 5例 |
| 6. 胆石による継続的な発作 | 3例 |
| 7. 疝痛による継続的な発作 | 2例 |
| 8. 遊走腎による継続的な発作 | 2例 |
| 9. 腎結石による継続的な発作 | 1例 |
| 10. 原因不明の継続的な発作 | 1例 |
| 11. 圧痛のある右腸骨窩腫瘤 | 5例 |
| | 合計 45例 |

トレヴズが行った虫垂切除術はすべて間欠期の手術だったので、術前に再発性虫垂炎つまり慢性虫垂炎と診断されていた。しかし、慢性虫垂炎は肉眼的な虫垂の変化に乏しく、病理学的な証明が困難である。それゆえ、間欠期手術で切除した虫垂が正常だった場合、手術の「失敗」とはみなされず、慢性虫垂炎という診断で満足していた。このような「陰性虫垂切除術」は、間欠期手術に限らず、急性期の手術でもみられるようになった。

第二次世界大戦後には、これは口さがない批判の的になり、外科医は「もうかる慢性虫垂炎」[44]を手術適応にしていると揶揄された。つまり、外科医は金もうけのために手術し、慢性虫垂炎という病名を誤診の隠れ蓑にしていると批判されたのである。

実際、一般に行われていた虫垂切除術は診断が疑わしい例でも行われる試験開腹術だったので、「陰性虫垂切除術」は多かった。一九八〇年代に画像診断が普及するまで、「陰性虫垂切除術」は患者の少なくとも一五％から三〇％にみられたといわれている。[45]

## 8．能動的観察とNSAP

腸重積、腸閉塞、消化管穿孔などの急性腹症では、試験開腹術が必要だったので、急性虫垂炎と同じように、術前診断の誤診という問題があった。そのため、術前診断の精度を上げる研究が進められ、一九一一年にバトルの『急性腹症に関する臨床講義』、一九二一年にコープの『急性腹症の早期診断』のような名著が出版されて好評を博した。これらの本はおもに急性虫垂炎の術前診断を扱ったので、急性腹症が急性虫垂炎の別称とされることもあった。

第二次世界大戦後に輸液療法や化学療法が発展すると、病状の急速な悪化を抑えることができるようになり、術前診断に時間をかけるゆとりが生まれた。そのため、すぐには手術せず、診断が確実になるまで待機するという考えが復活した。

一九六九年にイギリスの小児外科医ジョーンズは、[46]陰性虫垂切除術を避けるため、「能動的観察

active observation」という方法を考案した。すなわち、急性腹痛で虫垂炎が疑われる患者を入院させ、入院時、その数時間後、さらに数時間後、合計で少なくとも三回の診察を繰り返し、虫垂炎か否かを判断することにした。それぞれの診察時に明らかに虫垂炎と判断した例はすぐに手術した。疑わしい例は、輸液して何も経口投与せずに観察し、一時間ごとに体温と脈拍を記録した。三回の診察で虫垂炎と断定できない例は、内科的に治療した。入院後すぐに手術せず、観察中に開腹手術の必要が明らかになっても手遅れになることはないという。

ジョーンズは一年間に急性腹痛で入院した小児三六三例における「能動的観察」後の最終診断を分析した。三六三例のうち一〇六例は入院時の診察後に手術を受けた。残りの二五七例は「能動的観察」下に置き、二、三時間後に二度目の診察を行った。この二五七例のうち一九例が手術され、残りの二三八例は再び「能動的観察」下に置かれた。三回目の診察後には一例が手術を受けた。残りの二三七例のうち、一二九例は虫垂炎以外の病気が判明した。残りの一〇八例［三〇％］は、特別な病気はみつからず、二、三日後に自然治癒して退院した。

入院時の診察後に手術した一〇六例のうち二〇例および二回目の診察後に手術した一九例のうち四例では、虫垂は正常だった。三回目の診察後に手術した一例は急性虫垂炎だった。したがって、陰性虫垂切除術の発生率は一二六例中二四例［一九％］だった。

もし「能動的観察」を行わず、診断が疑わしい例でも試験開腹術を行うという従来の方針に従っていれば、自然治癒した一〇八例も陰性虫垂切除術を受けていたに違いない。欧米の医療では、患者を入院させて観察することは費用がかかりすぎるとの批判もあるが、「能動的観察」は陰性虫垂切除術を減らすのに有用だったといえる。ジョーンズは「能動的観察」によって陰性虫垂切除術を一〇%以下に下げられると述べている。

しかし、ジョーンズの研究でもっとも注目すべきことは、急性腹痛の小児のうち三〇%もの症例が「能動的観察」だけで自然治癒するという驚くべき事実である。ジョーンズはこの症候群を非特異的腹痛 Non-Spesific Abdominal Pain と名付けた。この症候群は、成人にもみられることが明らかになったので、やがてNSAPという略称を与えられ、急性腹症の概念で重要な地位を占めるようになった。

---

（1）塩田廣重「欧米及日本に於ける蟲垂炎の今昔」『日本醫事新報』臨時増刊「蟲垂炎」、一九四〇

（2）Sauvages FB de : Nosographia Methodica. 1763.

・Gee S : The signs of acute peritoneal disease. Brit Med J ii : 1041-1046, 1892 Nov

ソヴァージュのいう腹膜炎は壁側腹膜の炎症のことで、臓側腹膜の炎症にはそれぞれの臓器により、胃炎、腸炎、腸間膜炎、子宮炎、膀胱炎などの病名がつけられた。腹膜が単一の器官として認識され、現在の腹膜炎という概念が生まれるのはビシャー著『諸膜論』以後のことである。

（3）Morer G : Histoire de l'appendicite Premiére période, premiére partie. Des origines à Dupuytren. Hist Sci Med 12 : 23-32, 1978. この病歴は一五五四年に出版されたフェルネルの Medicina には記載がなく、一五六七年に出版された

Universa Medicinaにはじめて記載された。

（4）Ashhurst APC : History of appendicitis. In Deaver J : Appendicitis. 3rd ed., pp.1-43, 1905

アシュハーストは一六〇六年にファブリキウス・ヒルダヌスが著書『外科的な観察と治療の百例』に記載した第六一例も虫垂炎とみなした。フェルネルの報告例と同様に、ヒルダヌスのいう盲腸を虫垂のことだと解釈したからである。

（5）Amyand C : Of an Inguinal Rupture, with a Pin in the appendix Coeci, Incrusted Stone; and Some Observations on Wounds in the Guts. Philosophical Transactions of Royal Society 39 : 329-342, 1736

（6）Creese PG : The first appendectomy. Surgery, Gynecology and Obstetrics 97 : 643-652, 1953

（7）Shepherd JA : Acute appendicitis, a historical survey. Lancet ii : 299-302, 1954 Aug

（8）Heister L : Medical, Chirurgical and Anatomical Cases and Observations. pp.136-137, translated by Wirgman G, 1755

（9）Mackall LL : The earliest recognition of appendicitis. JAMA 80 : 572-573, 1923 Feb

（10）Ashhurst APC : The earliest recognition of appendicitis, again. JAMA. 80 : 789, 1923 March

（11）Copland J : A Dictionary of Practical Medicine. p.279, 1834

（12）Mestivier L : Sur une tumeur, située proche la région ombilicale, du cote droit, occasionnee par une grosse epingle trouvée dance le appendice vermculaire du cecum. Journal de Médecine, Chirurgie, Pharmacie 10 : 441-442, 1759 人名索引のMestivierのフルネームと生没年はDormandy T著 The Worst of Evils, 2006から引用。

（13）Melier F : Mémoire et observations sur quelques maladies de l'appendice coecale. Général de Médecine, de Chirurgie et de Pharmacie 100 : 317-345, 1827. メリエールはメスティヴィエの症例を虫垂異物の例として紹介した。メリエールは八例の虫垂穿孔を報告したが、全例が死亡。メリエールが集めた八例はすべてフランスで報告されたが、そのほかにも一八一二年にイギリスのパーキンソンが虫垂穿孔の一例を報告している。

・Parkinson JWKS : Case of diseased appendix vermiformis. Medico-Chirurgical Transactions 3 : 57-58, 1812

（14）Cope VZ : A History of Acute Abdomen. pp.19-20, 1965

（15）Morgagni GB : Op. cit., 34th Letter 25, p.147, 1769

（16）Louyer-Villermay JB : Observations pour servir à l'histoire des inflammations de l'appendice du cecum. Archives Générales de Médecine 5 : 246-250, 1824. 二例を報告したが、いずれも死亡。

（17）Ménière P : Mémoire sur des tumeurs phlegmoneuses occupant la fosse iliaque droite. Archives Gérérales de Médecine 17 : 188-218, 513-532, 1828. メニエールが集めた一八例のうち三例だけが死亡し、そのうち一例はユソンとダンスの報告例、一例はメリエールの報告例なので、メニエールの考えは病理解剖の裏付けに乏しい。

（18）Ponceau T : Observations et réflexions sur querques points de médecine. 1827. 三例を報告し、死亡例はない。

（19）Husson HH et Dance JBH : Quelques engorgemens inflammatoires qui se développent dans la iliaque droite. Répertoire Général d'Anatomie et de Physiologie Pathologiques, et de Clinique Chirurgicale 4 : 74-101, 1827. 八例を報告し、そのうち一例だけ死亡。

（20）Dupuytren G : Lectures on Clinical Surgery Delivered in the Hotel-Dieu of Paris. Chap 31 : On abscess of the right iliac fossa, pp.232-237, 1835. 五例を報告し、そのうち一例だけ死亡。

（21）Dupuytren G : Leçons orales de Clinique Chirugicale Faites a L'Hotel-Dieu de Paris. tome 3, 2nd ed., : Des abcès de la fosse iliaque droite, pp.516-535, 1839. 七例を報告、そのうち三例が死亡。残り四例のうち三例は初版と重複。

（22）Talamon C : Appendicitis and Perityphlitis. pp.1-24, 1893

（23）Volz A : Ueber die Verschwàrung und Perforation des Processus vermiformis, bedingt durch fremde Körper. Archiv für die gesammte Medicin 4 : 305-338, 1843

(24) Lewis G : A Statistical Contribution to our knowledge of Abscess, and other Diseases Consequent upon the Lodgment of Foreign Bodies in the Appendix Vermiformis, with a table of forty cases. NY Journal of Medicine 3rd Series 1 : 328 -348, 1856 Nov. 第六章で述べたように、一九四八年に腸閉塞の症例を集めたフィリップスは「虫垂疾患も腸閉塞の症状を示すが……別途に検討すべき」と述べているので、腸閉塞に対比されるのが盲腸疾患ではなく虫垂疾患であることは、一九世紀半ばには通説になっていたと考えられる。

(25) Parker W : An operation for absecss of the appendix vermiformis cæci. Medical Record 2 : 25-27, 1867

(26) With CE : On peritonitis appendicularis. London Medical Record 8 : 213-215, 1880 June 15

(27) Fitz RH : Perforating inflammation of the vermiform appendix; with special reference to its early diagnosis and treatment. Am J Med Sci 92 : 321-346, 1886. 虫垂炎 appendicitis という用語は、フィッツが appendix というラテン語と-itis というギリシャ語の語尾を合成してつくった。

(28) Bull WT : Perityphritis. New York Medical Journal 18 : 240-264, 1873

(29) Hancock H : Disease of the appendix cæci cured by operation. Lancet ii : 380-382, 1848 Sept

(30) Parker W : Op. cit., Med Rec 2 : 25-27, 1867

(31) Tait RL : An account of two hundred and eight consecutive cases of abdominal section performed between Nov. 1st, 1881, and December 31st, 1882. Brit Med J i : 300-304, 1883 Feb

(32) Mikulicz-Radecki JF von : Ueber Laparotomie bei Magen und Darmperforation. Sammlung klinische Voräge 262 : 2307-2334, 1885

(33) Krönlein RU : Ueber die operative Behandlung der acuten diffusen jauchig-eiterigen Peritonitis. Archiv für klinische

Chirirurgie 33 : 507-524, 1886
(34) Gaston JM : Pathology, diagnosis and treatment of perforation of the appendix vermiformis. JAMA 9 : 262-266, 1887
(35) McBurney C : Experiences with early operative interference in cases of diseases of the vermiform appendix. New York Medical Journal 50 : 676-684, 1889
(36) Murphy JB : Appendicitis, further consideration of this subject, with tabulated was the prevalent opinion of the profession all over report of cases not previously published. Medical News 66 : 1-8, 1895.
(37) Murphy JB : Two thousand operations for appendicitis, with deductions from his personal experience. American Journal of the Medical Sciences 128 : 187-211, 1904
(38) Prieur A : La mort de Gambetta, un épisode l'histoire de l'appendicite. Mercure de France 57 : 5-25, 1905
(39) Treves F : Relapsing typhlitis treated by operation. Med Chir Trans 71 : 65-172, 1888
(40) Morer G : La découverte de Charles Krafft. Histoire des Sciences Médicales 18 : 33-40, 1984. ルーは残胃と腸の吻合法のひとつ、Roux-en-Y 吻合で有名な外科医。
・Morer G : Naissance d'un vocable. Histoire des Sciences Médicales 18 : 165-171, 1984. モレルによると、実のところ、虫垂炎という用語をつくったのは、フィッツではなく、無名のアメリカ人外科医ディアボーンだという。
(41) Krafft C : Trois cas d'appendicite. Revue médicale de la Suisse romande 13 : 764-772, 1893
Prosphysite はラテン語 appendix に相当するギリシア語 prosphysis と ite の合成語。
(42) Treves F : Some phases of inflammation of the appendix. Brit Med J i : 1589-1594, 1902 June
(43) Discussion on the subsequent course and later history of cases of appendicitis after operation. Med Chir Trans 88 : 429-610, 1905

(44) Moulin D de : A Hitory of Surgery, with Emphasis on the Netherlands. p.333, 1988
(45) Leape LL, Ramenofsky ML : Laparoscopy for Questionable Appendicitis ; Can it Reduce the Negative Appendectomy Rate ? Ann Surg 191 : 410-415, 1980
・Chang FC, et al : The fate of the negative appendix. Amer J Surg 126 : 752-754, 1973
(46) Jones PF : Acute Abdominal Pain in Childhood, with Special Reference to Cases not due to Acute Appendicitis. Brit Med J i : 284-286, 1969 Feb
・Jones PF : Active observation in management of acute abdominal pain in childhood. Brit Med J ii : 551-553, 1976 Sep
・Jones PF : Practicalities in the management of the acute abdomen. Brit J Surg 77 : 365-367, 1990 April

# 第一〇章　急性腹症という概念

古代のイレウスという病気は、現代の急性腹症に相当すると考えられている。予後の悪い突然の腹痛というところが共通していたからだと思う。しかし、イレウスの三大症状は腹痛、嘔吐、便秘であり、腹痛がとくに重視されていたわけではない。むしろ嘔吐が重視され、糞性嘔吐がイレウスの別称とされていた時代もあった。

急性腹症という用語をつくったバトルも腹痛を特別視しなかった。一九一四年の『ステッドマン医学辞典』第三版と一九一九年の『ドーランド医学大辞典』第一〇版でも、急性腹症は「緊急手術が必要な急性腹部内疾患」とされ、腹痛は急性腹症の概念に不可欠な要素ではなかった。現在のように急性腹症は「緊急手術が必要な急性腹痛」といわれるようになったのは、コープ[1]の『急性腹症の早期診断』の影響ではないかと思われる。

『急性腹症の早期診断』は、一九二一年に初版が出版されて以来、二〇一〇年の第二二版まで版を重ねている。この本の人気は英語圏だけではない。一九五八年にスペイン語とイタリア語に翻訳されたのを皮切りに、一九五九年にドイツ語版とギリシア語版が出版され、一九六〇年にフランス語に翻訳された。さらに、二〇〇四年には日本語訳が出版されている。それゆえ、現在の急性腹症の概念については、コープの影響が大きいといえる。

本章では、コープの『急性腹症の早期診断』の約一世紀に及ぶ歴史を概括し、現在の急性腹症の概念について考えてみようと思う。

## 1.『急性腹症の早期診断』の目次の変遷

本の目次は、本の全体を概観できるので、作者の考えを大まかに把握するのに便利である。さらに、版ごとの目次の変遷をみれば、作者の考えの傾向がうかがえる。そこで、グーグル・ブックスの検索エンジンを用い、『急性腹症の早期診断』の目次を調べた。

『急性腹症の早期診断』は一九二一年の初版から一九七二年の第一四版までをコープが執筆し、一九七四年にコープが死亡した後、一九七九年の第一五版から二〇一〇年の第二二版までアメリカの外科医ウィリアム・サイレンが編集を引き継いでいる。

この本の目次をみると、初版は**表6**の一九章からなっている。一九三五年の第七版まで章立てにはまったく変化がなく、一九二三年の第二版の総頁数は初版と同じである。また、初版から一九五一年の第一〇版まで判型が同じなので、初版と第二版はほぼ同じ内容であり、初版から第七版までコープの考えには大きな変化がないと推測できる。

**表6 『急性腹症の早期診断』初版の目次**［Cope、1921年］

第1章：急性腹症の診断原理
第2章：診断法 (1) 病歴
第3章：診断法 (2) 患者の診察
第4章：虫垂炎
第5章：虫垂炎の鑑別診断
第6章：胃・十二指腸潰瘍穿孔、急性膵炎
第7章：急性腸閉塞
第8章：腸重積
第9章：大腸癌―腸捻転
第10章：絞扼性ヘルニアと閉塞性ヘルニアの早期診断
第11章：妊婦と褥婦の急性腹部症状
第12章：子宮外妊娠
第13章：胆嚢炎と右上腹部に急性の疼痛をきたす疾患
第14章：疝痛
第15章：腹部外傷の早期診断
第16章：熱帯地方における急性腹症
第17章：尿生殖器症状を伴う急性腹部疾患
第18章：瀰漫性と汎発腹膜炎、肺炎球菌腹膜炎
第19章：急性腹症に類似する疾患

第八版［一九四〇年］からは章題に変更が加えられ、第一二版［一九六三年］で二つ、第一四版［一九七二年］で一つの章が新設された。コープが亡くなる前に執筆した第一四版の目次は**表7**のようになっている。

これらの目次から、コープが一貫して徹底的な診察と慎重な早期診断を強調し、とくに虫垂炎とその鑑別診断を重視していることが分かる。また、急性腹症に症状は似ているが手術は不要な内科疾患の章を初版からすでに設けていたことが注目される。

**表7　『急性腹症の早期診断』一四版の目次［Cope、1972年］**

第1章：急性腹症の診断原理
第2章：診断法(1) 病歴
第3章：診断法(2) 患者の診察
第4章：診断法(3) 症状と徴候の組み合わせ［第一二版で新設］
第5章：虫垂炎
第6章：虫垂炎の鑑別診断
第7章：胃・十二指腸潰瘍穿孔、急性膵炎
第8章：急性腸閉塞
第9章：腸重積
第10章：大腸の急性腸閉塞［第一二版で改題］
第11章：絞扼性ヘルニアと閉塞性ヘルニアの早期診断
第12章：血管病変による急性腹部症状［第一二版で新設］
第13章：妊婦と褥婦の急性腹部症状
第14章：早期子宮外妊娠［第一二版で改題］
第15章：胆嚢炎と右上腹部に急性の疼痛をきたす疾患
第16章：疝痛
第17章：左季肋部に生じる急性腹部病変［第一四版で新設］
第18章：腹部外傷の早期診断
第19章：熱帯地方における急性腹症
第20章：尿生殖器症状を伴う急性腹部疾患
第21章：急性腹膜炎の診断［第八版で改題］
第22章：急性腹症に類似する疾患

サイレンが改訂した第一五版［一九七九年］では、章の順序が大きく変更された。また、「大腸の急性閉塞」の章が削除され、その内容は「急性腸閉塞」と「腸重積」の章に配分された。その後、六つの章が新設され、最新の第二二版［二〇一〇年］の目次は**表8**のようになっている。

**表８　『急性腹症の早期診断』二二版の目次**［Silen、2010 年］

| |
|---|
| 第 1 章：急性腹症の診断原理 |
| 第 2 章：診断法 (1) 病歴 |
| 第 3 章：診断法 (2) 患者の診察 |
| 第 4 章：診断法 (3) 症状と徴候の組み合わせ |
| 第 5 章：臨床検査と X 線検査［第一七版で新設］ |
| 第 6 章：虫垂炎 |
| 第 7 章：虫垂炎の鑑別診断 |
| 第 8 章：大腸憩室炎［第二二版で新設］ |
| 第 9 章：胃・十二指腸潰瘍穿孔 |
| 第 10 章：急性膵炎［第一八版で新設］ |
| 第 11 章：胆嚢炎と右上腹部に急性の疼痛をきたす疾患 |
| 第 12 章：左季肋部に生じる急性腹部病変 |
| 第 13 章：疝痛 |
| 第 14 章：急性腸閉塞［第一五版で増補］ |
| 第 15 章：腸重積と他の原因による腸閉塞［第一五版で増補］ |
| 第 16 章：絞扼性ヘルニアと閉塞性ヘルニアの早期診断 |
| 第 17 章：血管病変による急性腹部症状 |
| 第 18 章：女性の急性腹部症状［第二〇版で改題］ |
| 第 19 章：早期子宮外妊娠 |
| 第 20 章：尿生殖器症状を伴う急性腹部疾患 |
| 第 21 章：急性腹膜炎の診断 |
| 第 22 章：腹部外傷の早期診断 |
| 第 23 章：術後の腹部症状［第一六版で新設］ |
| 第 24 章：熱帯地方における急性腹症 |
| 第 25 章：急性腹症に類似する疾患 |
| 第 26 章：免疫不全患者の急性腹痛［第一八版で新設］ |
| 第 27 章：知覚障害患者の重篤な腹部病変［第一九版で新設］ |

サイレンは第一五版の序文で、「この第一五版を作成するという任務を引き受けたとき、私の義務は長い間に古典となった『急性腹症の早期診断』の基本的な構成を保つとともに、最近の進歩と私自身の経験に照らし、記述を最新のものにすることであるように思われた」と述べている。確かに、一五版から二二版までの目次をみると、前著の趣旨と特色を保ちながら必要な変更を加えて新しくするという困難な仕事をサイレンはうまくこなしたといえる。

## 2．コープによる急性腹症の概念

著者が本の内容を検討することができたのは六つの版だけである。つまり、第四版［一九二七年］、第八版［一九四〇年］、第一四版［一九七二年］、第一五版［一九七九年］、第二〇版［二〇〇〇年］の日本語版［二〇〇四年］、第二二版［二〇一〇年］である。第一四版までの三つの版はコープの著作で、第一五版以後の三つの版はサイレンの編集である。

コープが書いた初版から一四版までに五一年が経過しており、この半世紀の間に発展した臨床検査とX線検査が記述に反映されているが、全体的に内容の変化は比較的少ないといえる。時代が変わっても診断の基本は変わらないからだろう。

筆者が目にしたコープの三つの版に急性腹症の定義は書かれていない。しかし、どの版でも第一章の「急性腹症の診断原理」で急性腹症の概念が説明されていた。

第四版と第八版の第一章は、表現の変更がいくつかあるだけで、文章はほぼ同じである。コープは「急性腹症の診断原理」として、①診断の追求、②早期診断、③徹底的な診察、④解剖知識の適用、⑤生理学知識の応用、⑥内科疾患との鑑別を挙げた。第一四版の第一章では、このほかに、内臓痛の知識、ステロイドの影響、急性腹症に似た内科疾患、抗生物質の影響が加えられているが、①から⑥まではほとんど同じ文章である。

第四版、第八版、第一四版の第一章の冒頭でコープは次のように述べている。

[2]腹痛は、迅速な診断と治療が必要となる最も一般的な病態のひとつである。通常は、痛み以外に他の症状を伴っているが、ほとんどの急性腹症の症例では腹痛が主な症状であり、患者の主訴である。このような症例に一般に適用される「急性腹症」および「腹部緊急症」という用語は、迅速な診断と積極的な治療が必要であることを意味している。

バトルとは異なり、コープは急性腹症の主症状は腹痛であると明言した。しかし、バトルと同じように、コープは急性腹症を「迅速な診断と積極的な治療が必要」な腹部疾患と説明した。さらに「これまで健康だった患者が激しい腹痛をきたし、しかもそれが六時間も続いている場合、多くは外科的病態によるものだという一般的な法則がある」ので、診断を確定できるまでグズグズと待つのは最悪だと述べ、試験開腹術を勧めている。したがって、「緊急手術が必要な急性腹痛」という現在の急性腹症の概念は、コープの考えに基づいていると考えられる。

コープの『急性腹症の早期診断』は急性腹症の診断だけを扱っているが、全編が「腹痛」の原因疾患の診断に関する解説といってよい。その診断には解剖知識と生理学知識が役立つと述べ、とくに関連痛について詳しく説明している。

関連痛については、一八五四年にウエアリングが報告して以来、一八九三年にヘンリー・ヘッドが内臓疾患に伴う関連痛を報告するなど関心が高まり、コープ自身も『急性腹症の早期診断』を上梓するまでに上腹部疾患の肩痛や虫垂炎の関連痛を報告し、内閉鎖筋テストなどの診断方法を開発していた。腹痛の診断と関連痛に関するコープの説明は簡潔で分かりやすく、『急性腹症の早期診断』が人気を博した大きな理由のひとつだったと思われる。

### 3．サイレンによる急性腹症の概念

『急性腹症の早期診断』の第一章「急性腹症の診断原理」についてはサイレンもほとんどそのまま踏襲した。急性腹症の定義は、サイレンが編集した一五版から二二版までの『急性腹症の早期診断』にも書かれていない。しかし、サイレンは、字句の書き換えや文章の削除・追加により、急性腹症の概念を大きく変えている。

第一四版［一九七二年］の第一章で、コープは前述の引用文に続き、次のように述べている。

……積極的な治療が必要であることを意味している。一般に激痛を訴える患者を前にして、そ

の症状を引き起こしている腹腔内の病変部位を特定することは難しい。しかし、時には明らかに緊急手術が必要で、患者を外科的治療のために転送しなければならないこともある。自信がなければ、どのようにすべきかを決定する前に同僚の医師に相談するほうが賢明なこともある。しかし、症状が不明瞭な場合は、明確な兆候が現れるのをグズグズと待ち、病態が自然に回復するかどうかみようとするかもしれない。最後の行動方針は最悪である。最初の診察のときに問題を解明する試みを徹底的に行うべきだからである。確定診断に至ることが困難な症例はあるが、個々の症例でできるだけ診断を決定するように習慣づけるとよい。そうすれば短期間のうちに、正確な診断を得る確率が急速に増すことに気づくだろう。

第一五版［一九七九年］でサイレンはこれを次のように書き換えた［傍線が変更部分］。

……早期治療が必要であることを意味している。[5] しかし、治療というのは、必ずしも外科的治療というわけではない。「急性腹症」という用語は、必ず開腹術を必要とするもの、という意味ではない。一般に激痛を訴える患者を前にして、その症状を引き起こしている腹腔内の病変部位を特定することは難しい。しかし、時には明らかに緊急手術が必要で、患者を外科的治療のために転送しなければならないこともある。自信がなければ、どのようにすべきかを決定する前に同僚の医師に相談するほうが賢明なこともある。しかし、症状が不明瞭な場合は、頻回に患者を診察する限りは、より明確な兆候が発現してくるまで待ったり、その病態が自然に回復するかどうかみたり、一時的な処置をしてもよい。確定診断に至ることが困難な症例はあるが、個々の症例でできるだけ診断を決定するように習慣づけるとよい。そうすれば短期間のうちに、正確な診断を得る確率が急速に増すことに気づくだろう。

この変更は第二二版［二〇一〇年］までそのまま維持されている。したがって、サイレンは急性腹症の概念を「緊急手術が必要な急性腹痛」から、手術が必要か否かを問わない「あらゆる急性腹痛」に替えたといってよいと思う。

第一五版からサイレンは急性腹症に症状は似ているが手術は不要な内科疾患を急性腹症に含め、第一八版から免疫不全における急性腹痛、第一九版から知覚障害における急性腹痛を急性腹症のひとつに加えている。このような手術を必要としない内科疾患を急性腹症に含める考えは現在広く認められているが、サイレンがその嚆矢なのかもしれない。

急性腹症には腹部の病気しかないというのが、これまでの一般的な認識だった。手術する必要のない内科疾患が急性腹症に含められるようになったのは、急性腹痛の患者を開腹してみたら虫垂は正常だったという陰性虫垂切除術が多かったからである。

バトルやコープの時代には、輸液や抗生剤による治療法はなく、診断が確定するまで待つという行動方針は死亡率が高いため最悪だった。待機して手遅れになるより、診断を確定できない例でも急いで開腹する、つまり試験開腹術を行うほうが安全だと考えられていた。したがって、虫垂炎を疑って緊急手術をしたら虫垂は正常だったという陰性虫垂切除術は、必要悪として容認された。しかし、サイレンの時代には、虫垂炎による死亡率は激減したが、陰性虫垂切除術の多いことが明らかになった。一九八九年の報告によると、陰性虫垂切除術が一五%から三〇%にもなるという。[6]このような高い数字はもはや妥当とはいえない。

一九六九年にイギリスの小児外科医ジョーンズは、検査しても原因は分からないが、外科的介入を必要としない腹痛を非特異的腹痛と呼び、後にこれは成人外科医のドンバルによってNSAPと呼ばれるようになった。[7]ジョーンズは、NSAPの患者が不必要な開腹手術を受けることを避けるため、患者を入院させて観察下に置き、数時間ごとに診察を繰り返す能動的観察を提唱した。[8]ジョーンズによれば、急性腹痛の患者には、最終的に原因は判明しないが、観察中に腹痛が消失して退院するNSAPの患者は少なくなく、退院した患者が虫垂炎などの病気になって再入院することはまれだという。

サイレンはこのNSAPと能動的観察という考えに基づき、急性腹症と間違えやすい内科疾患も急性腹症に含めたのではないかと思われる。

## 4. 『急性腹症診療ガイドライン二〇一五』による「急性」の定義

第一章で述べたように、二〇一五年に日本腹部救急医学会はほかの四つの学会と共著で『急性腹症診療ガイドライン二〇一五』を出版した。この『ガイドライン』は一〇八個の質問とその回答を一一章に分ける問答形式を採っている。その第Ⅲ章「急性腹症の定義」では、「急性腹症とは?」という質問が立てられている。その回答として、

急性腹症とは、発症一週間以内の急性発症で、手術などの迅速な対応が必要な腹部(胸部等も含む)疾患である。

という主文があり、その後に続けて次のような解説文が添えられている。

急性腹症[9]の明確な定義はなく、急激に発症した腹痛の中で緊急手術を含む迅速な対応を要する腹部疾患群を急性腹症と呼ぶ。腹痛は消化器疾患に由来することが多いが腹部座右記以外の疾患でも起こるため、注意深い病歴聴取と局所および前身の診察所見に基づいて適切な初期診療を行う必要がある。腹痛の発生メカニズムと病態を把握して緊急手術を含む迅速な初期対応により重症化を防ぐことが求められる。一般的に突然発症した急激な腹痛の中で緊急手術やそれに代わる迅速な初期対応を求められる腹部疾患群のすべてを急性腹症と呼ぶ。急性発症の腹痛には病態の解釈が困難なことがあり、診断が得られないまま緊急に対応する必要が生じる場合もあることから、急性腹症という概念が導入されている。

回答の主文によれば、急性腹症は「迅速な対応が必要な腹部（胸部等も含む）疾患」であり、胸部の病気も急性腹症に含められている。この考えにはサイレンによる急性腹症の概念の影響が大きいと思われる。しかし、解説文の冒頭に「急性腹症の明確な定義はない」という断りがあるので、この主文は定義とみなされていないようである。実際、主文と異なり、解説文では「迅速な対応を要する腹部疾患群を急性腹症と呼ぶ」とされ、急性腹症は腹部の病気に限られている。このような食い違いは、急性腹症に明確な定義がないためといえる。

また、回答の主文には腹痛という言葉がない。しかし、すぐ後の解説文に「急性腹症の明確な定義はなく、急激に発症した腹痛の中で緊急手術を含む迅速な対応を要する腹部疾患群を急性腹症と呼ぶ」という補足がある。このことからも回答の主文は、急性腹症の定義としては不十分であり、概念の説明にすぎないといえる。

『急性腹症診療ガイドライン二〇一五』による急性腹症の概念でもっとも特徴的なことは、バトル、コープ、サイレンによる急性腹症の概念とは異なり、「急性」という言葉が「発症一週間以内の急性発症」と明確に定義されていることである。

痛み全般の診療では、三カ月か六カ月を目処に、痛みの発症からの経過時間で急性と慢性が区別されていることが多い。しかし、急性と慢性の区別は決して容易ではない。国際疼痛学会による定義でさえ、一九七九年版でも二〇二〇年版でも、疼痛に関する定義はあっても、急性という言葉に関する定義はない。

**表9　世界消化器学会による急性腹痛6097症例の調査**［Dombal、1979年］

| | | |
|---|---|---|
| NSAP | 2623例 | 43.0％ |
| 虫垂炎 | 1476例 | 24.1％ |
| 胆嚢炎 | 541例 | 8.9％ |
| 小腸閉塞 | 242例 | 4.0％ |
| 腎臓疝痛 | 209例 | 3.4％ |
| 潰瘍穿孔 | 172例 | 2.8％ |
| 膵炎 | 138例 | 2.3％ |
| 憩室 | 128例 | 2.1％ |
| その他 | 568例 | 9.3％ |

筆者の知る限り、急性を「発症から一週間以内」とする定義は、イギリスの成人外科医ドンバルの急性腹痛に関する論文に認められる。『急性腹症診療ガイドライン』は、このドンバルの定義を採用したのではないかと推測される。

一九七二年にドンバルは、急性腹痛を「発症から一週間以内の腹痛」と定義し、そのうち手術を必要としない原因不明の腹痛をＮＳＡＰ［非特異的腹痛］と呼んだ。コンピュータを急性腹痛の診断に用いるため、急性腹痛を厳密に定義する必要があったと思われる。ドンバルは急性腹痛という言葉を急性腹症とほぼ同義に用いているが、サイレンによる急性腹症の概念にはドンバルの考えの影響が大きいと思われる。

[10]一九七九年に世界消化器病学会［ＯＭＧＥ］で、ドンバルの考えに従って急性腹痛に関する調査が行われ、この考えが広く用いられるようになった。この調査では欧米の二〇の病院から六〇九七例の急性腹痛が収集されたが、その最終診断の内訳を**表9**に示す。

ＮＳＡＰは成人でもみられ、患者が若いほど頻度が高いことが明らかになった。ＮＳＡＰの多いことには驚かされるが、一九八〇年代に超音波やＣＴなどの診断技術が進歩したことにより、ＮＳＡＰの症例は半減したといわれている。

---

（1）Dobson J : The Early Diagnosis of the Acute Abdomen' by Sir Zachary Cope. Ann R Coll Surg Eng 51(6) : 404-406, 1972 Dec

（2）Cope VZ : The Early Diagnosis of the Acute Abdomen. 4th ed, p.1, 1927

（3）Waring EJ : An Enquiry into the Statistics and Pathology of Some Points Connected with Abscess in the Liver, 1854

（4）Head H : On disturbances of sensation with especial reference to the pain of visceral disease. Brain 16 : 1-133, 1893

（5）Silen W : Cope's Early Diagnosis of the Acute Abdomen. p.3-4, 1979

（6）Hoffman J, Rasmussen OØ : Aids in the diagnosis of acute appendicitis. Brit J Surg 76 : 774-779, 1989 Aug

（7）Jones PF : Op. cit. Brit J Med i : 284-286, 1969 Feb

（8）de Dombal FT, et al : Computer-aided Diagnosis of Acute Abdominal Pain. Brit Med J i : 9-13, 1972 April
ＮＳＡＰという略称は一九七二年にドンバルがはじめて用いたが、non-specific abdominal painという言葉はジョーンズが一九六九年にはじめて用いたと思われる。

（9）日本腹部救急医学会『急性腹症診療ガイドライン二〇一五』第三章、二〇一五

（10）de Dombal FT : Diagnosis of Acute Abdominal Pain. pp.14-23, 1980

# おわりに

急性腹症という概念はどのようにして生まれたのかを調べ、調査結果を縷々述べてきた。浅薄な解釈は加えないように努めたので、脈絡のない歴史的事実の羅列になり、理解しにくくなってしまったと思う。最後に、全体的な流れが分かりやすくなるように、調査結果を踏まえ、断定的に筋道を立てて説明しようと思う。

急性腹症の歴史は腹部外科の初期史である。そして、腹部外科の初期史は試験開腹術の歴史と密接な関係があり、試験開腹術の歴史はイレウスの歴史と深く関わっている。

急性腹症には、急性虫垂炎、腸重積などの腸閉塞、消化管穿孔、子宮外妊娠など、いろいろな病気がある。しかし、急性腹症という用語の誕生に関わっているのは、おもに急性虫垂炎の手術の歴史といってよい。二〇世紀はじめにイギリスの外科医バトルが急性腹症という用語をつくったが、その理由は、急性虫垂炎の治療が手遅れになることを避けるため、術前診断が疑わしくても開腹手術を急ぐようにうながすためだった。したがって、バトルによる急性腹症の概念は「試験開腹術が必要な病気」だったといえる。

試験開腹術という治療法は、一九世紀はじめにイレウスの治療として生まれた。イレウスは、回腸苦とも呼ばれ、閉塞のない腸の通過障害と考えられていた。一九世紀になると、病理解剖の発展により、イレウスや回腸苦の大部分は腸の機械的な通過障害であることが明らかになった。イレウスや回腸苦という病名は衰退し、内部絞扼や腸閉塞と呼ばれるようになった。試験開腹術はフランスで内部絞扼の治療として提唱された。

当時の開腹手術は死亡率がきわめて高かったので、試験開腹術は恐れられて反対が多かった。開腹して術前診断が確認できても、患者が助かるとは限らないからである。最悪の場合、術前に診断した病気が見つからない上に、開腹手術が原因で患者が死んでしまうことも起こり得る。しかし、一九世紀半ばに麻酔法が普及すると、開腹手術への恐怖は和らげられ、腸重積の整復手術や卵巣嚢腫の摘出手術など、さまざまな開腹手術が果敢に行われるようになった。さらに、一八八〇年代に消毒法が普及すると、開腹手術の安全性が高まって成功例の報告が増え、試験開腹術への反対は小さくなった。

このような時期の一八八六年にアメリカの病理医フィッツは、虫垂炎という用語をつくり、急性虫垂炎の試験開腹術を勧めた。ヨーロッパでは、フィッツの考えがなかなか受け容れられなかったので、一九〇四年にバトルは急性腹症という用語をつくり、急性虫垂炎の早期手術つまり試験開腹術をうながした。急性虫垂炎には試験開腹術が必要という考えが広まったことには、虫垂炎や急性腹症という文法違反の耳障りな用語も影響したのではないかと思う。

消毒法が発展し、試験開腹術が頻繁に行われるようになると、開腹しても術前に診断した病気がみつからない、空振り虫垂切除術の頻度が注目されるようになった。イギリスの外科医コープは著書『急性腹症の早期診断』で、急性腹症の主訴が腹痛であることを指摘し、空振り手術を減らすには内科疾患による腹痛との鑑別が重要なことを強調した。

定義のない用語は概念が変わりやすい。バトルは急性腹症を定義しなかったので、急性腹症の概念は時代とともに変化した。急性腹症という用語が広まるとともに、コープが腹痛の鑑別診断を重視したことから、急性腹症の概念はバトルの「試験開腹術が必要な病気」から「緊急手術が必要な急性腹痛」に変わった。さらに、コープの死後、アメリカの外科医サイレンがコープの『急性腹症の早期診断』を引き継いで以来、急性腹症の概念は「あらゆる急性腹痛」に変わろうとしている。

以上のように、急性腹症の概念には、試験開腹術という治療法が密接に関わっている。試験開腹術という考えは、「両刃の治療を行ってみる方が何もしないよりもよい」という古代ローマのケルススの教えから生まれた。西洋の外科医は、この教えをよすがにしてさまざまな手術にいどみ、それまでイレウスと呼ばれていた腹部疾患に試験開腹術をはじめた。この腹部疾患は、一九世紀中頃から腸閉塞と呼ばれるようになった。しかし、一九世紀末になると、イレウスという用語が復活し、腸閉塞の同義語とみなされるようになった。

著者は学生時代にイレウスと腸閉塞は同じ病気だと教えられていた。イレウスは腸閉塞の古い名称であり、機械性イレウスと機能性イレウスに分けられると教えられた。実際、そう説明している辞書が多い。ところが、日本では最近いつからか、イレウスの概念が変わり、イレウスと腸閉塞は別物だといわれるようになった。概念が変わった理由が明らかにされていないので、著者はこの考えに強い違和感、というより「イレウスの概念をなぜ変える必要があるのか」という疑念を抱くようになった。そこで、イレウスの歴史を調べてみた。

一八世紀まで、イレウスは閉塞のない腸の通過障害であり、腸蠕動の異常が原因と考えられていた。それゆえ、イレウスはすべて腸の機能的な異常と考えられ、内科的に治療されていた。しかし、病理解剖の発展により、イレウスの大部分は機械的な通過障害であることが分かったため、一九世紀にイレウスは内部絞扼や腸閉塞と呼ばれ、開腹手術が試みられるようになった。一方、腸の麻痺による通過障害は依然としてイレウスと呼ばれて内科的に治療され続けた。したがって、腸閉塞は当初からイレウスとは別の病気と考えられていたのである。しかし、その後イレウスという病名は腸閉塞の別称として用いられるようになった。イレウスと腸閉塞は違う病気という考えを守り続けたのはアメリカだけだったと思われる。

日本では二一世紀まで、イレウスと腸閉塞は同じ病気と考えられていた。第二次世界大戦まで、日本医学はドイツ医学を模範としていた。ドイツではイレウスを腸閉塞の別称と教えており、この考えがアメリカ以外の世界では有力だったからである。つまり、イレウスと腸閉塞は別の病気という最近の考えは、イレウスの概念が変わったのではなく、アメリカ医学の考えがドイツ医学の考えに取って代わっただけにすぎない。

以上の説明は、独断的かもしれないが、納得できる説明だと思う。どんなことでも、概念について考えるときは、その発端をしっかり確認する必要がある。次の言葉は、サイレンが編集した『急性腹症の早期診断』第一五版以降では割愛されているが、初版から第一四版までのコープの原著では第一章のエピグラフとして掲げられている。

ものごとの発端と開始の時機をうまく見定めることほど、すばらしい知恵はない。

——『ベーコン随想集』第二一章「遅延について」、渡辺義男訳

この言葉を結びとし、筆を置きたいと思う。

本書を書くにあたっては、多くの方々からご支援いただいた。とくに、パソコンを利用できなかった時代に、文献の収集を手伝ってくださった方々、フランス語やドイツ語の文献を翻訳してくださった方々には心からお礼を申し上げる。パソコンを入手してからは、文献の収集と翻訳はもっぱらグーグルの世話になった。グーグルがなければ、この本は完成しなかったと断言できる。グーグルのサーヴィスは本当にありがたいと深く感謝している。しかし、本書に引用した翻訳文の不備につ

いては、すべて筆者に責任がある。誤訳や勘違いなどにお気づきのときは、ご叱正とご教示をたまわりたいと思う。

最後に、本書の出版を引き受けてくださり、いろいろとお手伝いいただいた時空出版のみなさんには厚くお礼を申し上げる。

## は行



## ま行



## や行



## ら行

## た行



## な行

## さ行

# 事 項 索 引

## あ行



## か行

## わ行

## や行



## ら行

## ま行

## な行



## は行

## た行

## さ行

## か行

# 人 名 索 引

## あ行

〈著者略歴〉

**川満富裕**（かわみつ・とみひろ）

1948 年　沖縄県に生まれる
1975 年　東京医科歯科大学を卒業後、一般外科を経て、小児外科を専攻
1984 年　獨協医科大学越谷病院小児外科講師
1998 年より終末期医療に従事
2013 年　青葉病院院長
現在　　三軒茶屋病院勤務
主な著書『鼡径ヘルニアの歴史――なぜこどもと成人で手術法が違うのか』
　訳書　S・C ハーヴィ『止血法の歴史』
W・J・ビショップ〈改訳新版〉『外科の歴史』『創傷ドレッシングの歴史』
C・J・S・トンプソン『手術器械の歴史』
J・ブラウン『ラブと友たち――手術に立ち会ったイヌ』
（以上、時空出版）

**急性腹症の歴史**
――腹部外科の成り立ち

二〇二四年四月三〇日　第一刷発行

著　者　川満富裕
発行者　藤田美砂子
発行所　時空出版
〒112-0002　東京都文京区小石川四―一八―三
電話　東京〇三（三八一二）五三一三
https://www.jikushuppan.co.jp
印刷所　岩岡印刷株式会社
製本所　鶴亀製本株式会社
ISBN978-4-88267-073-5

時空出版の本

# 鼡径ヘルニアの歴史　なぜこどもと成人で手術法が違うのか

川満富裕著

本体価格3、000円+税

世界初の鼡径解剖史。ヘルニア原因説と手術法の歴史を、多数の文献で考察しながら、ヘルニア手術の問題点を解明する。こどもと成人の鼡径ヘルニアは原因が異なる―世界中で支持されるこの通説に疑問を呈し、二十年の歳月をかけて検証した力作。

# 止血法の歴史

サミュエル・C・ハーヴィ著　川満富裕訳

本体価格2、500円+税

古代より戦争、狩猟、労働によるケガ、切断術などの場面で、様々な止血法が試みられてきた。近代までの残酷な焼灼法から、結紮法の普及。血管解剖の知識、止血機序の解明、鉗子、結紮糸の改良、消毒法の発明により、止血法が完成するまでを辿る。

# 〈改訳新版〉外科の歴史　近代外科の生い立ち

W・J・ビショップ著　川満富裕訳

本体価格3、200円+税

クモの巣で止血、アリや植物のトゲによる縫合から、焼きごてによる止血と手術。新石器時代にあった穿頭術……。先史時代から十九世紀の麻酔と消毒法の発見まで、痛みに耐えた患者と最善の治療を求めて尽力した医師たちの歴史。